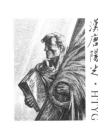

改变，从阅读开始

U0213060

黄瑽宁 著

家有超级医爸

轻松当爸妈，孩子更健康

山西出版传媒集团　山西人民出版社

各界好评

黄医师是我的好朋友，也是我孩子们的医师。黄医师的亲和力和专业，从他博客的人气就可得知。这本书的出版，满足了许多人的期待，相信它会帮助更多家长拥有正确的育儿观念。

——连加恩（疾病管制局防疫医师、畅销作家）

黄瑢宁医师对于小儿疾病的判断、解答及建议，总让我在心里冒出："对喔，真的是这样。"的共鸣，更重要的是，也安抚像我这种不知所措的无助的父母。

—— Ching

虽然，我不是黄医生的门诊病患，但是对于医生所提供的育儿信息，几乎是篇篇拜读两到三次以上。我认为，平时多加强自己的知识，这样即使面对病痛，也不至于无知到害怕。

——Emily

黄医师能将艰涩复杂的医学知识，用很浅显易懂的方式表达出来，除了解答新爸妈之问题，更能让像我们这种对现代医学感到好奇的小老百姓们快速掌握目前医界对于某种医疗议题的说法。

——Perry Lee

各界好评

经过博友的介绍开始看黄医师博客，一试成老读者。还好，看黄医师的文章，让我在女儿第一次发烧时，没有出现尖叫、一把鼻涕一把眼泪地抱着女儿冲进急诊室，也知道怎么处理发烧症状。

——ibs

黄医师以深入浅出的方式，介绍了许多关于孩子身体心理的疑难杂症，解答了广大妈妈们想问医师，却不得其门而入的医学常识，让妈妈们在照护孩子时多了一位网络家庭医师，真是太棒了！

——amy

只有亲身经验才能将心比心，在黄医师的博客中我得到了新的思维，让新手爸妈不再那么紧张，当小孩发生状况时，到黄医师博客中找找，都会有不错的解答。

——睿家的妈妈

不论是新手或老手爸妈，要孩子更健康都是一个很重要的课题，因为处处都有错误的信息及陷阱，有了黄医师的博客后，借由深入浅出的文字及说明，导正大家的错误观念，分享许多育儿的知识，让我们真的能轻松当爸妈啰！

——Carrie凯莉妹

各界好评

永远记得怎么发现黄医师博客的。儿子没通过新生儿筛检，心慌的我在网络上不停找资料，发现儿子的医师有博客。黄医师不仅给予很专业的答复，也安慰我不用担心，真的很感谢！真的！

——新手妈妈Cathy

在小儿被诊断为过敏气喘儿时，作为母亲的我，心中的惶恐无法言语，但在黄医师的细心解说之下，以及访问黄医师的博客之后，我了解了过敏气喘儿的信息，真的是很感谢，认识黄医师真好！

——铵铵妈咪

许多父母都太过担心。希望赶快找到一个名医可以开药，赶快让爸妈不要再被宝贝的病折磨……但是，黄医生耐心地听父母的担心和茫然。然后，在医院、在博客，专业地告诉爸妈，生病的历程和生命的抗体可以一次又一次地让宝宝更健康。

——子乐子安爸

新手父母必备的育儿宝典

黄富源　医师

为台湾马偕医院资深儿科医师、台大暨北医儿科教授、马偕医院前医务副院长、卫生署前副署长。2009年获颁"第二届亚洲杰出儿科医师奖"，同年被《商业周刊》评选为百大良医之一。他同时也是影响黄瑽宁医师最深的人——身兼严师与慈父的双重身份。

在我读医学院的年代，学校并没有教我们如何育儿。40多年前，当我开始从事小儿科医师工作时，发现脑海里尽是与疾病有关的学问，然而与家长每日息息相关的育儿知识，却很匮乏。

为了弥补这方面学问的缺乏，我在图书馆找到一本美国小儿科医师史波克的《婴幼儿保健常识》，从此开启了育儿的眼界。这本书日后被美国作家帕里尼选为"改变美国的13本书"之一，也帮助我对家长卫生教育的内容了解更为完备。

随着医学日新月异，史波克医师的宝典里的许多观念已经过时了。近年来，台湾虽然也有很多育儿丛书与小儿卫生教育手册，但大多翻译自国外的著作或者由非医学背景的人士所撰写。而这本《家有超级医爸》，正好融合了为人父母最需要学习的两个主题——养育儿童与疾病卫生教育。

在第一章"迎接宝宝的诞生"当中，黄瑽宁医师列出婴儿用品清单。**另外，作者也将疫苗知识用浅显易懂的方式让家长了解其来龙去脉；这点是我在其他育儿书本中看不到的。**

第三章"宝宝健康成长不生病"，是目前婴幼儿照护上非常新、也相当重要的议题。30年前，婴儿的喂食是以配方奶为主。时代改变，医学也进步了，现在大家都知道婴儿最好的营养品就是母乳。然而较大儿童则有挑食、拒食等等心理问题。**黄医师以其临床**

的知识，配合自己育儿的经验，写成这一篇轻松实用的养儿指引，相信家长看了必然获益良多。

我在门诊看诊时发现，现在因为过敏疾患求医的小孩越来越多，这当中包括了气喘病、过敏性鼻炎以及异位性皮肤炎，这三者加起来，几乎已经成为小儿病人中最大宗的族群。作者本身就有过敏体质，以他专业的知识，加上亲身的经历，在"三大过敏症"这一章，将如何预防、治疗，以及保养过敏病症，做了完整的介绍。

在其他章节，黄医师也对常见儿科疾病、事故伤害的防护、儿童睡眠、看电视、尿床、洗手等等议题，都有所着墨，笔触轻松易懂，读起来没有什么负担。总而言之，这是一本内容丰富、深入浅出的育儿宝典，我强力推荐每位新手父母都应该拥有一本这样的好书。

孩子是宝

陈铭仁　医师
台湾儿童保健协会理事、台湾马偕纪念医院小儿科资深主治医师，现为马偕纪念医院小儿科主任。

我想，初为人父母的人可能听过："第一个照书养，第二个照猪养"的戏言。事实上，照书或照猪，见仁见智。照猪养的人可能是有了前一两胎的经验，当然不会养成猪。相反，新手爸妈如果拘泥于所谓的育儿宝典等教条式的内容（例如几个月大应该要喝多少奶，睡几小时等等），反倒会杞人忧天，徒增困扰。俗话说，家有一老，如有一宝。但是，现代年轻的父母大多受过良好的教育，在育儿的知识和态度方面也深知前人的经验未必都正确。因此，选择适当的育儿书籍，配合健康积极的心态，更显重要。

本书的作者黄瑽宁医师是台湾小儿科学界前辈、前卫生署长黄富源教授之子。自幼受家学熏陶，耳濡目染，立志追随父亲的志业。一路走来，始终抱持着为儿童健康而努力的信念，在临床儿科繁重的工作和台大临床医学研究所深奥的研究之余，更积极投身于婴幼儿的卫生教育的工作。近年来，他除了拥有点击率很高的博客外，更集中心力，写出了这本《轻松当爸妈，孩子更健康》。书中内容推翻一些似是而非、以讹传讹的错误观念，代之以现代医理，例如："牙齿长得慢要吃钙片"、"婴儿长牙会发烧"……

黄医师也是一个新手爸爸，他也从一个为人父的立场，娓娓道出照顾婴幼儿的心路历程，相信书中的描述更能贴近年轻父母的心声。由于黄医师自幼患有气喘，在父母亲悉心的照料下成长，更能体会"养儿方知父母恩"的真谛。由此，书中也不乏照顾过敏儿的心得和提示。相信本书的出版，除了可以推广正确的育儿知识外，还能够使新手爸妈们迎接新生命的欣喜之后的育儿之路更能得心应手。

《家有超级医爸》是我写的第一本育儿书。出版之后马上就占据书店的畅销排行榜，如今已经两年了，依然在畅销中。

时间过得好快，当初出版的时候，我的大儿子还只有一岁多，小女儿还没出生；如今大儿子准备要上幼儿园，而小女儿也已经会讲很多话，到处走来走去了。

这几年来因为时常在电视媒体上分享照顾孩子的过程，很多朋友不可置信地打电话来确认："你的孩子真的很少吃药吗？真的都去打疫苗吗？真的没有吃营养补品，没有补充钙片维他命？"我总是笑着回答："我书上怎么写，就是怎么养，绝对没有夸大。"

少子化的时代，每个孩子都是父母的宝。养儿育女的过程中，谁不希望给孩子提供最好的照顾？但就是因为少子化了，每个爸妈都是新手，没有经验，只能求助于长辈或者媒体网络上的信息来解决各样的难题。然而，这些方法都是正确的吗？会不会手忙脚乱之后，才发现原来一切是白忙一场，不但没有帮助，甚至反而危害了孩子的健康呢？

医学进步日新月益，很多老旧的观念昨是今非，长辈的经验有时候并不能完全采用；媒体则是广告充斥，信息隐藏着置入的产品与服务，眼花缭乱，让人无法得到正确的育儿信息。这不只是现代父母的困扰，也是我自己当新手爸爸时最大的难题。

经过严谨的儿科医师训练的我，却是自己当了爸爸才知道，孩子出现状况时内心那种焦虑，是没当过爹的人无法体会的。除了希望孩子健健康康之外，我们也是望子成龙，望女成凤，希望孩子聪明，体格强壮。天下父母心，莫过于此。

因此，这本简体版，我更增加了大家最关心的育儿话题，告诉大家如何"轻松地"提升孩子的智力，打造好的抵抗力，破除各种长高长壮错误方法的迷思。现代人工作繁忙，陪伴孩子的时间不多，读完这本书的内容，可以让爸爸妈妈们放下焦虑，减少跑医院的次数，少买一些营养品，花更多时间陪孩子说说话，和他们去户外跑跑跳跳。

知识使人自由。有了科学的育儿知识，就知道为什么轻松当爸妈，孩子反而更健康。让我们从本书开始，一起享受育儿的快乐吧！

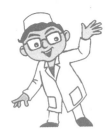

Contents 目录

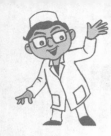

Contents

第5章　三大过敏症

第6章　黄医师的贴心叮咛

许多家长在带孩子看病时，不知道如何与医师沟通，等到走出诊间了，对孩子的病情还是一知半解。我想在看医生这件事情上，应该有个"三勿四要"，让家长能够有迹可寻。

网络时代的来临，知识在搜索引擎之间一瞬间爆炸开来，一般家长已经可以很容易地在媒体上得到医学的信息，然而在欠缺专业的训练之下，这些信息并不好懂，而且不易分辨其真伪。

就我的观察，网络上有80%的医疗信息带商业色彩，隐藏着营销的信息流传着，目的就是希望读者看完可以从事消费行为。这大部分的信息也许不是由厂商第一手提供，而是借由一般的民众以讹传讹式地分享出去，很快就变成一种似是而非的"共识"。其实，这些都是错误的。

所以，当家长带着这份错误的"共识"来到医院时，有时候医生很难抵挡这样的舆论压力，渐渐地就睁一只眼闭一只眼地接受，以减少医生和患者家属之间关系的冲突。然而，各位可以很明显地看到，这对生病的孩子不见得是好事情。

有一篇刊登在《儿科》杂志的报道，标题非常有趣，大意是"和医师一起讨论治疗方向，可以省钱"。研究内容发现，如果家长和医师沟通良好，能一同讨论出适合的治疗方向，就能减少跑急诊以及住院的次数，医疗费用自然跟着降低。除此之外，病人有无保险、喂药习惯如何，这些以病人为导向的疗程讨论，都可减少无效的医疗浪费。

也就是，下列的"三勿四要"，也许可以替您省点钱：

1. 勿自行点菜。很多家长进医院好像来到麦当劳，比较客气地点化痰药、退烧药，"胃口比较大的"还会点超音波等，这些药物或是检查，真的能够帮助到您的孩子吗？

药物都有副作用，检查多少会有一点伤害性，这些对孩子负面的影响都应该列入家长与医师的考虑之中。不过，我也鼓励家长，向医师询问某种药物或某种检查的可行性，让医师来回答您的问题，并且替您做最适当的决定。

2. 勿批评谩骂。孩子生病了，爸爸妈妈难免心急，一旦诊察过程当中不顺遂，很容易情绪失控，出言不逊，甚至动手打人。这些行为在任何公共场合都不适合，特别是在医院里，何况是有孩子在场。

在医院里，每个医护人员的工作就是帮助病人，过程当中也许点滴打不上（孩子的血管太细），或是检查治疗不易执行（孩子不愿配合），或是等待的过程太长（等就算了，孩子饿到受不了一直哭泣），总之有各种原因让家长生气。

不过换一个角度想，儿科医师与护士，不也是每天从早到晚在这些哭闹声中，找出孩子的问题，才能给他们帮助吗？给孩子一个温柔的拥抱、适度的安慰，陪伴孩子度过难关，会比踢倒治疗车、对医生拳打脚踢或对护士出言恐吓有建设性多了。

3.勿利用医师。利用医师有很多种方式，比如说利用医师开立对自己有利的诊断书，或是利用很熟的医生插队、挤单人房、要求特权等等，这些行为也许让你得到利益，但是却损害了其他同样需要帮助的生病孩子们的权益。

其实孩子的健康，必须由医生与家长一起承担责任与合作，上面提到的是"三勿"，至于"四要"则是：

1.要表达感谢。在这个时代，能够支撑医护人员最重要的力量还是病人的尊重与感念之情。很多医护人员之所以还坚守在医疗的岗位，没有转向医疗美容、自费健检、保险业、销售药品等其他行业，只是因为放不下那份照顾病人的升华感。毕竟，以现在的社会，要找到一个让自己感觉每天对社会有所贡献的职业，已经不是那么简单了。

所以不要小看您的一句"谢谢"，这带有魔力的两个字，会让医生、护士所有的压力都融化，重新点燃因值班而耗尽的体力，并且继续温柔细心地呵护您孩子的健康。

2.要了解病情。经过您表达善意之后，接下来请务必向医师请教："目前的诊断方向是什么呢？"所谓"目前的诊断"，是指医师对于疾病有个治疗的方向，但不见得是最后的答案。

医师在看诊的时候，脑海里会同时出现很多疾病的可能，通常会选择最常见的一两种开始治疗，如果反应不佳，才会进一步检查或治疗其他可能的问题。但不管走到哪一步，家长有权利也有义务知道目前走到哪里，才能配合医师的脚步循序渐进。当然，家长也可以提出自己的想法（比如说网络上查到的疾病），但尽量不要强硬干涉医师的整个思考脉络，有时反而顾此失彼。

3.要表达用药习惯。孩子虽然年龄相仿，但是用药习惯时常南辕北辙。虽然大部分孩子爱喝药水，但也有孩子很能吞药，连眉头都不皱一下。为了避免药效不彰或者是药物浪费，家长应主动向医师提供孩子的喂药习惯。比如说，什么样的给药频率较容易配合执行，一天两次还是一天四次，孩子比较喜欢药水还是药片等等。

4.要知道危险迹象。离开诊间之前，要多问一句："除了预定的时间回诊之外，如果提前出现什么样的迹象，要赶快主动就医？"光是这句话，就可以免去许多无意义的跑急诊或者错失黄金诊断的时机。家里如果有比较焦虑的长辈，也可以借由医生的话，让他们比较心安，"除非发生如此这般的情形，否则三天后再回诊即可。"

第1章
迎接宝宝的诞生

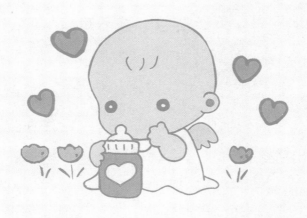

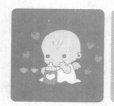

第 1 章　迎接宝宝的诞生

第一节　宝宝出生前

新手爸妈恭喜了！您现在的心情可能是又兴奋又紧张，而且脑袋里有许多疑惑需要解答吧。每个亲戚朋友都替你们高兴，并且七嘴八舌地告诉您该准备这个、准备那个，好像每一件事都很重要。上网一看，更是不得了，网友介绍的东西琳琅满目、五花八门，真不知该从何下手。

别慌张，本书一开始，就让我来给新手爸妈们列一张婴儿用品清单，让您在宝宝出生之前可以准备好，以免出生后手忙脚乱。

类 别	名 称	数 量	备 注
喝 用	奶瓶	2个	决定亲喂母乳者可暂时先不准备
	奶瓶刷	1个	
	奶嘴	2-3个	
	奶粉	1罐（袋）	
	擦奶巾	5-6块	
寝 用	被子	3-4条	棉花做、轻质
	垫子	5-6条	棉花做、轻质
	毛巾被	2条	
	婴儿床	1张	
	枕头	**不需要**	**两岁前宝宝不需要枕头**
穿 用	系带服	2-3件	后片较短
	肚兜	1-2个	
尿 用	尿布	8-10块	
	尿不湿	1包	
	纸尿裤	1大包	
	湿巾	1大包	
洗 用	毛巾	2-3条	
	婴儿澡盆	1个	
	浴巾	1-2块	
	温度计	1支	用来测洗澡水温
	洗发精		**两岁前的宝宝肌肤很脆弱，尽量用清水洗澡，减少接触化学物质的刺激。**
	沐浴露	**不需要**	
	爽身粉		
其他用	体温计	1支	
	湿度计	1支	
	婴儿指甲钳	1个	
	棉签	1盒	
	吸鼻器	1个	
外 出	婴儿帽	2个	单层、纯棉
	包被	1-2条	纯棉、轻质
	婴儿车	1辆	
	婴儿安全座椅	1个	

*1.*奶瓶

虽然说母乳最好，可是谁也没把握自己的母乳可以多到不需要奶瓶。奶瓶的种类五花八门，新手爸妈看昏了头。

玻璃奶瓶的好处是导热快，隔水加热或者用冷水冲凉的速度都比较快，并且不管是沸水消毒或者冲泡，都不用担心化学物质溶入奶水当中，比较健康，但是玻璃奶瓶有两个缺点：第一是容易被打碎，第二是比较重，出门携带时不方便。塑胶奶瓶材质轻、不易碎，但是有化学物质掺入。塑胶瓶有PC、PES、PPSU、Silicone等材质。耐热温度越高（PC最低，Silicone最高），化学物质溶解的几率越低，理论上也是比较安全的。Silicone材质的奶瓶因为价格昂贵，市面上比较少见，家长购买时尽量选择PES或PPSU材质。

奶瓶嘴的形状不重要，但是孔洞最好选小圆洞式，太大的孔洞容易让宝宝呛到，况且小圆洞可以自己用针戳大，甚至切成十字型都没关系。奶瓶口径有

问与答　*奶瓶材质要买玻璃的，还是塑胶的？*

A：有研究指出，常见于奶瓶等塑胶容器的化学物质双酚 A 会影响人体荷尔蒙（尤其是雌激素）的分泌，导致青春期早熟。得知后，我赶紧把家里的PC奶瓶换成玻璃材质，只剩下一两瓶PES材质的。这样，出门携带比较方便。

宽有窄，以宽口径的奶瓶比较方便。至于防胀气、母乳实感、去舌苔等附加功能就不是很重要了。宝宝胀气与奶瓶并无直接关系，而再怎么鼓吹母乳实感也与真正的乳房不一样（事实上，每个妈妈的乳房也不尽相同，您的宝宝绝不会那么傻）；舌苔也不是坏东西，没什么好去除的。简单地说，只要选择玻璃的材质或者耐热度较高的塑胶奶瓶、挑宽口径、小圆孔，先买两个备用。当然，大家都希望母乳源源不绝，奶瓶用不着。

*2.*奶嘴

我个人并不反对使用奶嘴，但是要让宝宝及早戒掉。奶嘴除了安抚作用，也可以减少婴儿猝死症的几率。当宝宝长到六个月大之后，奶嘴就只剩下安抚的作用，而且会影响牙齿的发育，我建议到时候再戒除。

如果是亲自哺乳，建议使用乳胶奶嘴（黄色软软的那种），材质触感比较接近母亲的

乳头。至于食用配方奶的宝宝，则选购硅胶奶嘴即可，比较耐用。

★ 很少人知道奶嘴其实可以减少婴儿猝死的几率；可能是因为奶嘴会把那些容易闷住口鼻的东西撑开，进而让宝宝暂时有呼吸的空间。

奶嘴虽然有安抚作用，但是当宝宝近四个月大时，可能会增加半夜啼哭的几率（因为奶嘴掉了半夜起来找不到而生气）。如果六个月之后长牙还戒不掉奶嘴，则会增加蛀牙、鹅口疮、中耳炎等疾病的患病几率。所以，六个月以后还是要尽快戒奶嘴。

3. 婴儿床

宝宝出生以后，几乎大部分时间都会躺在婴儿床上。因此一张好的婴儿床，对宝宝与父母双方都很重要。购买时要先想好将来婴儿床要摆在家里的哪个位置，丈量好长、宽、高，再去大卖场选购。理想状况之下，前两个月可以将婴儿床放在大人的床边，喂奶比较方便；三个月之后，再将婴儿床移到单独的房间。不过，这要视家庭的空间大小而定。

婴儿床的周围床栏间距小于6厘米才算合格。若间距过宽，可能会发生宝宝的头卡在床栏的惨剧。婴儿床垫要与床的内缘大小一致，如果太小的话，宝宝的手脚可能会卡在床与床垫的缝隙之间。不建议在婴儿床边使用海绵护栏，因为当宝宝躺着的时候，护栏会阻挡宝宝的视野，影响视力发育。其他挂在床边的玩具、蚊帐等等，则按自己需要购买即可。

Q&A 问与答 婴儿应不应该跟父母睡在同一个房间？

A：关于这个问题，医界目前还是争论不休。我综合各种说法以及自身的经验，建议三种模式：还在追奶、频繁哺乳的母亲，可以让婴儿与母亲睡在同一张床上；在固定时间喝奶粉的宝宝，最好睡在自己的婴儿床上，但是放在大人的房间；宝宝长大之后，如果想要让孩子在自己的房间单独睡，那么要在父母听得到宝宝声音的距离。三岁之前我认为和父母同睡并不是坏事，还可以增进亲子感情，但是父母的睡眠质量就不好了，可以依不同的家庭形态自己选择，不需要太严格。

4. 婴儿澡盆

澡盆的选购以简单为主，不要太花俏。曾经就有标榜多功能的加盖的澡盆，造成婴儿夹伤的事件。澡盆若有防滑的设计，也是不错的选择。

5.婴儿吸鼻器

父母有必要买一个简单、可拆卸清洗的吸鼻器备用。

吸鼻器

★吸鼻器当中，我最喜欢一种像冰淇淋形状的吸鼻器，前面细细软软的，可以轻轻伸入鼻孔吸鼻涕。还有一种更新款的，也是这种形状，但是脏鼻涕可以只进不出，非常方便，而且相对便宜。使用吸鼻器前务必要先湿润鼻腔才好吸。至于那种利用连通管原理从嘴巴吸鼻涕的，根据家长的反映，不好用。

6.婴儿车

新生儿的婴儿车是平躺式的，有别于四到六个月以后的坐式婴儿车。当然现在有很多新款的婴儿车可以从新生儿时期用到大，方便度自然不在话下。

7.婴儿安全座椅

很多台湾家长都不买婴儿安全座椅。我很好奇，出院时他们的宝宝是怎么坐车回家的。要知道，抱着宝宝坐车是很危险的事情，不只是车祸，只要来个紧急煞车，都可能对宝宝造成不可磨灭的伤害。车速只要区区时速50公里，发生车祸时就可能让孩子的头撞上仪表板或挡风玻璃，造成头骨受伤甚至飞出窗外。而且使用汽车安全座椅也可以减少孩子晕车的感觉，减少哭闹，避免影响驾驶情绪，所以这个钱绝对不要省。婴儿安全座椅的选择，将在第六章第二节有专文介绍。

第二节 宝宝出生后

生完小孩的第一天通常很兴奋，小宝宝也特别乖，新手妈妈可别高兴太早。我建议此时应禁绝所有访客，关掉手机，除了喂奶之外，专心睡大觉，因为第二天过后，伤口疼痛，身体疲劳，还要喂奶，挑战才真正开始！

如果一切正常的话，顺产的宝宝观察两三天、剖腹产的宝宝一般观察四五天，之后就可以出院回家了。在住院期间，妈妈什么都不用想，只需专心喂奶与休息，其他的问题都交给家人和专业的医护人员照护即可。正确的哺乳姿势我将会在后面章节描述。刚出生的宝宝不是很漂亮。这点请家长不要担心，可以参考下一章节有关宝宝外观的描述。

1.新生儿疾病筛查

◎验足跟血

新生儿出生后三天，医生会给宝宝验足跟血，主要筛查苯丙酮尿症和先天性甲状腺功能低下这两个项目。这两种疾病如果不及时治疗，会对宝宝造成严重的伤害，导致宝宝出现生长发育障碍和智力低下。

患有先天性甲状腺功能低下的宝宝通常会表现出迟生、超重、黄疸持续时间长的特征，并伴有脐疝气、少哭、便秘等症状。如果没有及时治疗，随着年龄增长，宝宝将会进一步出现身材矮小、智力低下等一系列生长发育落后的表现。

患有苯丙酮尿症的宝宝，尿液会出现难闻的鼠尿味，并伴有毛发特别稀黄的症状。如果延误治疗，对宝宝的智力会造成损害。

此外，如果家长希望知道宝宝的血型，要跟医师或护士说，并自费检验才能得知。三天后，若没有黄疸或其他问题，您的宝宝会打完第一剂疫苗——卡介苗就可以回家了。如果是早产儿，必须体重达两千克，家长学会照顾技巧之后，才可以回家。

◎听力检查

可以及早发现宝宝的听力问题，此项检查我很推荐。大约每一千个宝宝会有一个有听力障碍，如果听力检查没有通过，必须定期追踪，并及早请耳科听力专家做追踪治疗。

◎其他先天性疾病筛查与视力筛查

基本上，所有高科技的筛查都有其价值，只要对婴儿的伤害不大（最多就是挨一针），家长的经济能力许可，我都不反对执行。只是有许多的筛查在新生儿时期都会出现"伪阳性"，也就是不正常的报告，让家长看了以后白白操心，流泪好几个月，一直追踪到正常为止，真是花钱找罪受。

所以当检查结果出炉时，除了按照医师指示追踪之外，记得请教医师将来影响智力与身体发展的几率有多高，如果是非常低，那就可以放心回家睡个好觉了。

2.疫苗接种

宝宝出生之后，最令人困扰的事还包括繁杂的疫苗免疫接种。家长应在宝宝出生1个月内到户口所在地或居住地的接种单位办理预防接种证。

疫苗接种，就是通过接种抗原刺激机体，使宝宝体内产生特异性抗体来对付细菌、病毒，有计划内疫苗和计划外疫苗两种。计划内疫苗，又称一类疫苗，是国家规定纳入计划免疫，属于免费疫苗，是从宝宝出生后必须进行接种的。这类所涉及的传染病，是各地普遍流行的，无论宝宝体质好坏，都容易受到感染，而且传染性极强、致死率、致残率极高。如果控制不好，蔓延开来，会带来极大伤害。所以，它带有强制性，如果没有完成接种，可能会影响宝宝的入托、入园或入学。计划外疫苗，即自费疫苗。家长可以根据宝宝自身情况、各地区的不同状况及家庭经济状况来决定是否给宝宝接种。接种此类疫苗会降低宝宝感染的几率，但也不能保证宝宝完全不会患某种疾病。未接受此类疫苗接种的宝宝不会受到任何入托、入园或入学的影响。

◎疫苗免疫程序时间表

疫苗名称	年（月）龄													
	0月龄	1月龄	2月龄	3月龄	4月龄	5月龄	6月龄	8月龄	18月龄	18-24月	2周岁	3周岁	4周岁	6周岁
乙肝疫苗	✓	✓					✓							
卡介苗	✓													
脊灰疫苗			✓	✓	✓								✓	
百白破疫苗				✓	✓	✓				✓				
白破疫苗														✓
麻风（麻疹）疫苗								✓						
麻腮风（麻腮、麻疹）疫苗										✓				
乙脑减毒活疫苗								✓			✓			
A群流脑疫苗							✓（间隔3月）✓							
A+C群流脑疫苗												✓		✓
甲肝减毒活疫苗									✓					

（说明："√"代表1剂次）

这个表格告诉家长，宝宝多大的时候，可以打什么疫苗。除了时间表列的疫苗之外，还有其他自费的疫苗可以选择。例如，口服轮状病毒疫苗、b型流感嗜血杆菌疫苗、水痘疫苗、小儿七价肺炎球菌结合疫苗等。

以下为读者介绍几种常见的并且非常重要的自费疫苗：

◎轮状病毒疫苗

如果您的宝宝曾经因为呕吐或腹泻而求医，应该对"轮状病毒"这个名词不陌生。轮状病毒感染每年造成全世界50万个婴幼儿死亡，尤其是在中低收入的落后国家。轮状病毒的传染力极强，几乎所有五岁以下的孩子至少都会得那么一次，抵抗力佳的也许腹泻两三天就康复，但住院与死亡的病例也为数不少。

不过要注意的是，轮状病毒疫苗只有在八个月前的小婴儿可以接种（口服），年龄超过限制之后就不适合再吃了。如果服用后吐掉了，不用再补一剂，只要吞进去一点就会起作用，但是有腹泻或呕吐症状的婴儿应延后接种。

◎小儿七价肺炎球菌结合疫苗

肺炎球菌是小儿呼吸道、肺部以及脑部感染最重要的细菌，造成的疾病从轻微的中耳炎、鼻窦炎到严重的肺炎甚至脑膜炎。

从2000年开始，小儿七价肺炎球菌结合疫苗在世界各地陆续接种，预防效果可达七成以上，非常惊人。因此，目前美国、欧洲以及中国台湾地区都已经开始使用保护范围更广的小儿十三价肺炎球菌结合疫苗，表示此疫苗潜力无穷。

两岁以下的幼儿接种疫苗之后可以产生抗体，并且降低鼻咽部的病菌带原率，减少侵袭性感染，降低肺炎和中耳炎的发病率，尤其对于体弱多病的宝宝来说，更应该考虑接种肺炎疫苗。

 自费疫苗要不要打？

从儿科医师的角度来看，一个疫苗上市，必定有它的医疗贡献，如果经济上许可的话，应该都要接种。打疫苗就像是买保险，买的保险越多，虽然钱花得越多，然而要是真正遇上意外时，就算不得什么了。疫苗也是一样，如果您的宝宝身体很好，完全不会生病，那么，这些疫苗不需要接种，但万一宝宝真的不幸生病了，恐怕届时再后悔没有接种，为时已晚。

◎流感疫苗

对于体质比较虚弱的孩子，尤其是7个月以上，患有哮喘、先天性心脏病、慢性肾炎、糖尿病等抵抗能力差的宝宝，一旦流感流行，很容易患病并诱发旧病发作或加重。所以，家长应考虑接种流感疫苗。

接种流感疫苗只有少数的禁忌：6个月以下的婴幼儿不宜接种；宝宝发烧、发热或患急性病时，要等身体恢复后再接种。从2012年开始，很多国家都已经解除鸡蛋过敏体质的人不能接种流感疫苗的禁忌，也就是说，已经证实流感疫苗不会给对鸡蛋过敏的人造成影响了。

◎b型流感嗜血杆菌疫苗

在某些疾病流行或高发的地区，家长可以考虑给孩子接种b型流感嗜血杆菌疫苗。

对5岁以下宝宝而言，肺炎球菌和B型流感嗜血杆菌两支细菌，绝对是造成严重疾病的两大敌人，这两种细菌不仅会引起小儿肺炎，同样还会引起小儿脑膜炎、败血症、脊髓炎、中耳炎、心包炎等严重疾病。

b型流感嗜血杆菌疫苗的效果非常显著，很多国家将其列入计划内疫苗，使得b型流感嗜血杆菌在这些地方几乎绝迹了。

◎水痘疫苗

即将要上幼儿园的宝宝，可以考虑接种水痘疫苗。水痘疫苗可刺激机体产生抗水痘病毒的免疫力，用于预防水痘。水痘的病原体——水痘带状疱疹病毒具有高度的传染性，因此若是幼儿园里有同学患了此疾病，其他小朋友实在很难不被传染。

接种水痘疫苗之后不代表孩子就不会得水痘，但是被传染时症状会非常轻微，不会侵犯脑部、肺部等等，也不会产生严重的并发症。

◎甲型肝炎疫苗

甲型肝炎，又称急性传染性肝炎，肝炎病毒通过消化道传染，流行范围较广。凡一岁以上未患过甲型肝炎，但与甲型肝炎病人以及其他易感人群有密切接触的孩子，应该接种甲肝疫苗。

疫苗为谁而打？

虽然说大部分的疫苗接种都是为了保护当事人，但不可讳言地，疫苗的接种有时候是为了保护身边的人，比如说流感疫苗。

据说，宋美龄晚年时，医生们面临是否要为她施打流感疫苗的困难抉择。困难的不是疫苗好不好的问题，而是没有人敢把针扎在宋美龄的玉体上。毕竟她年事已高，若发生什么巧合的病痛，恐怕替她决定接种疫苗的主事者难辞其咎。但如果没有接种流感疫苗，万一感染了而有个三长两短，岂不更糟糕？

进退两难之际，医生们想出一个办法。因为宋美龄平常足不出户，最多就是在院子里散散步、浇浇花，接触的人不外乎是厨师、司机、佣人等，生活环境很单纯。所以只要让服侍宋美龄的人统统接种疫苗，这些人没有感染流感病毒，宋美龄也就应该不会生病了。这个策略就叫做"茧缚"，借由在相对健康的人身上接种疫苗，来保护相对有重症风险的人。

很多人质疑，为什么每年流感疫苗都不放过学童呢？小学四年级的孩子一般已经10岁，抵抗力并不差，患重症的几率也很低，何必打疫苗呢？

这个问题就是我要回答的重点。

 有关疫苗注射常见的疑问

Q：疫苗接种后会不会发烧？

A：发生率极低，和疫苗的种类与孩子的体质有关系。若是接种后有发热、局部红肿、过敏等反应，也不需要惊慌，一般不需要任何处理就会自行恢复。如果发现孩子不适，应咨询医生，及时就诊。

Q：疫苗可不可以一起打？

A：当然可以！而且还好处多多。如果两三针一起打，免疫效果一样可以达到，这是第一个好处；宝宝不用频繁地跑医院或诊所，减少被感染的机会，这是第二个好处；要痛就一次痛完，不要让宝宝一直经历到医院的痛苦，这是第三个好处。如果都按照表列的时程进行的话，同一个时段最多只会打到三针，其实也没有很多。

Q：生病可不可以打疫苗？

A：除非是发烧或者有急性症状的孩子不能打疫苗之外，其他状况都可以打疫苗。过敏性鼻炎，当然可以打；小感冒，当然也可以打；中耳积水，也可以打；总之时间到了，没有发烧，大致上都可以放心地接种疫苗。

Q：哪些情况不宜注射疫苗？

A：b型流感嗜血杆菌疫苗对处于高热或急性传染病发病期的宝宝和对破伤风蛋白过敏的宝宝要慎用。

轮状病毒疫苗第一剂使用后5天，宝宝偶有低热、食欲不振、躁动、精神不济等现象；而第二剂则只有轻度发热；到第三剂时这些现象几乎没有了。

有严重疾病史、过敏史、免疫缺陷病者禁用水痘疫苗。一般疾病治疗期、发热期的宝宝要缓用。

首先，幼儿园和学校是流感病毒的培养皿，这句话应该不会有人反对。过集体生活的儿童是所有年龄层中社交行为最频繁的一个群体。不管正确洗手的倡导多么落实、隔离措施多么完备，只要班上有人得到某种病毒，借由触摸、飞沫以及公共设施（水龙头、门把、课桌椅）等媒介，病毒的传播根本如入无人之境。历史上所有的流感大流行，都是从儿童开始的，只要家中的孩童开始感冒，两周之后成人的流行感冒风波也就出现了。

其次，如果幼童将病毒带回家，自己康复了，却会让家中的弟弟妹妹或体弱多病的老人受到感染。

再次，就算是独生子女的小家庭，孩子如果得了流感，至少得居家休养一周不能上学。这时候，平常得上班的父母只好请假，在家照顾病童。当老板不愿意批假的时候，父母可能要承受老板难看的脸色，还可能会因突然照顾病童而手忙脚乱。

所以，这笔钱是一定要花的，让学童接种疫苗，对于全民整体的健康而言，肯定是利多。

不可进行疫苗接种的情况

禁忌证一般分两大类，一类是暂时禁忌证；另一类是绝对禁忌证。早产儿、难产儿、正在发热或患一般疾病的急性期儿童就属于"暂时禁忌证"。这些宝宝可以在疾病康复后补种。但是，如果你的宝宝具有免疫功能缺陷或是严重过敏体质，就属于"绝对禁忌证"，接种疫苗可能发生异常反应甚至危及生命，所以绝对不可接种疫苗。

★谨记疫苗接种的五项原则

① 生病只要不是发烧或有急性症状，即便在服药中也都能接种；

② 接种后可出现一些症状，如发热、过敏等，都是暂时性的反应；

③ 给孩子接种疫苗后应在接种地点观察15到30分钟，急性过敏时才能马上处理；

④ 接种部位24小时内要保持干燥和清洁；

⑤ 接种后如接种部位发红、有痛感、低烧等情况都属正常，一般24小时之后会自然消失；如果出现持续发烧等现象，应立即就医。

我本身是小儿感染症的专家，所以我最能够了解疫苗对儿童健康的重要性。在世界各地都有对疫苗产品的负面报道，对于这样的现象，其实我是感到焦虑与不安的。

还记得小的时候，我走在街上，偶尔会见到拄着拐杖的叔叔阿姨，他们对我微笑，我却失礼地问妈妈："他们怎么了，为什么跛脚？"

以前，孩子生病发烧，家长不是害怕烧坏脑子，就是担忧变成小儿麻痹患者。而现在的我们不再需要恐惧，是因为"会烧坏脑子"的麻疹病毒、乙脑病毒、流脑细菌、肺炎球菌、b型流感嗜血杆菌等通通都被疫苗赶跑了。今天我的孩子发高烧，只需要让他多喝水、多休息，不必跪在床边祈祷不是这些恐怖的细菌病毒感染。孩子珍贵的大脑，可是他要使用一辈子的。

当然我知道疫苗很贵，但如果经济负担得起，这笔钱，绝对比一条生命还轻省许多。

虽然我在医院工作，但我不随便让自己孩子到医院来，也因为这样，我的小女儿在两个月大的时候，打了四针疫苗外加口服一剂轮状病毒疫苗，把护士吓坏了。我跟他们说："与其让她来医院四趟，哭四回，痛四次，不如一次解决，抗体的效果也绝对不会差。"

第2章
我们的宝贝
健康发育了吗？

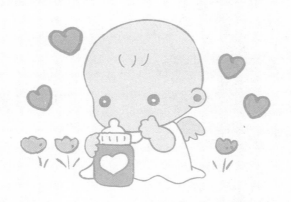

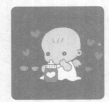

第2章 我们的宝贝健康发育了吗？

第一节 身体发育

新手爸妈开始养育宝宝了，这是一种人生的初体验，您是否体验到了为人父母的重大责任？会不会担心自己宝贝是否健康发育成长？面对婴儿柔弱的小身体，你会发现婴儿的身体和成人那么的不同，有的头上结了痂，有的眼睛里长眼屎，有时摸一下耳朵，居然有一个小包块？毫无养育经验的父母不免开始担心，甚至焦虑了。别担心，轻松当爸妈，孩子更健康。

1.头发、头皮、头骨

◎囟门凸出或凹陷

摸到宝宝的头，第一个令人担心的就是那头盖骨上，松松软软的"囟门"。看过武侠小说的爸爸妈妈，不禁想起梅超风的九阴白骨爪，搞得大家不敢碰宝宝的脑袋瓜。其实别担心，婴儿头颅上的囟门覆盖着坚韧的纤维膜，保护着宝宝的脑袋瓜，所以再怎么用手指头戳，也不可能戳破（请勿真的尝试，虽然戳不破，还是会痛的）。

有些父母很用心，上网读到"囟门凸出可能是脑压升高"，又或者知道"囟门凹陷要小心脱水"。一摸之下，囟门若有似无，急急忙忙就把宝宝送到医院。这里告诉大家，很多宝宝躺着的时候囟门摸起来都会凸凸的，这不是脑压高，乃是正常的现象；脑压高至少要合并呕吐，眼睛转动异常，头围变大等等迹象，不会只有单纯的囟门凸出而已。

还有一些宝宝头骨长得又硬又厚，囟门被埋在底下，摸起来好像陷下去一般，被误认为是脱水；真正的脱水也要合并精神不济、小便减少等症状，切忌杯弓蛇影喔！其他囟门的问题可以在打预防针的时候询问小儿科医师，什么时候属于紧急状况，请看后述"就医的时机"。

◎脂漏性皮肤炎

20%的婴儿大约在两个月到六个月大的时候，头皮上都会有一种黄黄油油的痂皮，叫做"婴儿脂漏性皮肤炎"，除了头皮上有，眉毛上也会有。这些痂皮由妈妈的荷尔蒙刺激宝宝的皮脂腺过度分泌导致。只要用清水按摩冲洗，到了六个月大时自然会脱落。如果家长看着不舒服，可以轻微地涂抹类固醇药膏或用香油擦拭，症状就会缓解。

◎掉发

宝宝剃完头几个月以后，后脑勺的头发就没了，有些妈妈会抱怨："一定是因为仰睡，头皮一直磨，才把头发都磨掉了！"其实不是这样的。婴儿掉发是一种正常的现象，因为新生头发的新陈代谢快，第一批头发很快就会脱落，所以才有婴儿暂时秃头的现象，等第二批头发长出来以后，就不会再秃头了。

◎淋巴结

在宝宝的后脑勺有一两颗圆圆的、有点弹性、揉它会动来动去、大概像黄豆大小的肿块,这是正常的"淋巴结"。宝宝的皮下组织里藏了好几百颗淋巴结,用来保护他们不受感染。宝宝刚出生的时候,淋巴结可能不太容易被摸到,等到宝宝几个月大时,会有几颗淋巴结越来越大,直到学龄时都还摸得到。此外,宝宝的耳朵后面、脖子、胳下,都是爸妈们会摸到淋巴结的地方。这些淋巴结只要符合四个条件——质地软而且有弹性,有滑动感觉,小于1.5厘米,压不会痛,那么就可以安心观察,但切忌一天到晚去搓揉它们。

◎头壳变形

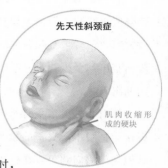

先天性斜颈症

肌肉收缩形
成的硬块

有些宝宝出生两个月后,头壳有点变形,看起来头歪歪。一问之下,发现宝宝睡觉老是倒向同一侧,久而久之,头壳就变形了。

宝宝头部可塑性的最佳时机是在出生后六个月内,之后渐渐硬化,等宝宝两岁以后,就很难再改变了。所以此时,爸妈可以帮忙矫正宝宝的头形。如果宝宝喜欢歪向左边,那么就让他躺下的左侧面向墙壁,并且将一切有趣的玩具、铃铛都放在右边。如果亲戚朋友想跟宝宝互动玩耍,也都要从右边接近他。经此调整,假以时日,就可以慢慢将头形矫正。

但是,有一种先天性斜颈症,不管怎么矫正都无效,需要进一步治疗才会痊愈。如果您在宝宝的脖子上摸到一条硬邦邦的肌肉(尤其是头歪的那一侧颈部),表示可能是真正有问题的先天性斜颈,应尽早就医。

最后,有些宝宝出生时有头皮下血肿或者头皮水肿,这些都要好几个月才会消

☆ 就医的时机 ☆

1. 宝宝的囟门本来已经缩小,突然又开始越变越大(这是因为脑压升高)。

2. 宝宝三天内曾撞到头,一直呕吐,而且囟门摸起来又凸又硬(这是因为脑内出血)。

3. 新生儿头皮下血肿越来越大,淤血肿到耳朵后面,要马上送医(这是因为出血过多可能导致休克)。

失，其中头皮下血肿有时会先慢慢钙化变硬，然后才恢复正常，家长不用紧张，要耐心等待。

2.眼睛

◎视力

初生婴儿除了光线之外，什么也看不见，约一个月才稍微看得见东西，眼睛可以跟着物体移动。两个月大的时候，宝宝可以看到眼前约20厘米之内的事物（20厘米之外的事物则是模糊的），也可看到光线和简单的形象，会特别喜欢玩手，会注意闪闪发光的东西。四到六个月的时候视力约为0.1，看到东西时已经会想要伸手去抓，之后，手、眼协调不断进步，到三四岁时就可以达到成人的视力了。

◎眼白出血

初生宝宝在眼白的地方有时候会有小小的出血，这是生产过程挤压所造成的，大约两到三周就会消失。

对于黄疸的婴儿来说，眼白的部位是黄的，尤其是喝母乳的孩子更为明显，颜色会残留超过一个月。要注意的是，黄疸值单看眼白的颜色深浅是不准确的，必须由有经验的医生、护士来判断或是抽血检验，才准确。

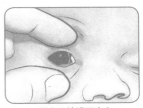

新生儿结膜下出血

◎分泌物

 问与答

宝宝常常泪眼汪汪或者有很多分泌物，从出生就这样子，这是怎么回事呢？

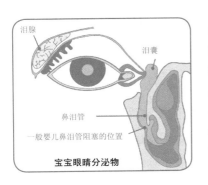

泪腺

泪囊

鼻泪管

一般婴儿鼻泪管阻塞的位置

宝宝眼睛分泌物

A：别担心，这是鼻泪管阻塞的缘故。小宝宝的眼泪是从眼睛外侧上缘的泪腺分泌，然后流过眼球表面，从鼻子旁边的"鼻泪管"流进鼻腔。许多新生儿的鼻泪管没有完全打开，需要一段时间才会完全通畅。那要如何让鼻泪管早日打开呢？可以每天帮宝宝做鼻泪管按摩，在鼻子上端两翼的地方，用大人的食指由上往下按压疏通。90%的宝宝在八个月大之前就不再泪眼汪汪了，但如果八个月大后仍然不通，就必须请眼科医师帮忙。

●如果是细菌性结膜炎，眼白的部分会泛红，分泌物会非常多，甚至流脓，此时才需要赶快带去医院检查与治疗。

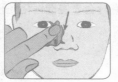
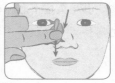

鼻泪管阻塞

◎假性斜视

"宝宝有斗鸡眼或斜视？"东方小孩在婴儿时期最常被误会有这两个问题。东方人的双眼眼距较宽，尤其在婴儿时期最为明显。眼白的地方如果被鼻梁旁边的眼皮盖住，看起来就好像斗鸡眼一样；宝宝如果

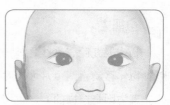

假性斜视

左看右看，也容易被误认有斜视，但这些都是宝宝正常的"假性斜视"。那要如何判断呢？简单的方式就是拿个手电筒远远对着宝宝的眼睛照光，如果反光点都落在两眼对称的位置，那么就不用担心了。

3.耳朵

◎耳屎

很多家长都误以为耳屎不掏干净会感染，其实常常掏耳朵反而增加外耳感染的几率。大部分妈妈帮宝宝掏耳屎的结果，都是耳屎被推到更里面，或者伤了耳道，造成宝宝外耳发炎，得不偿失。

需要清理耳屎吗？耳屎多了会导致中耳炎吗？

A：不需要。耳屎多了自然会掉出来，不用刻意去掏。中耳炎和耳屎一点儿关系也没有，第四章有对中耳炎的详细描述）。

☆ 就医的时机 ☆

1. 出生不久眼睛开始流脓（这是因为细菌感染）。

2. 六个月大的婴儿，眼光仍游移不定，无法定睛看人（这是因为视力不良）。

3. 其他明显的眼睛不正常现象。

◎淋巴结

在宝宝头皮的部分我提过淋巴结这个组织，在宝宝的耳朵后面也会有，圆圆软软，摸起来有点弹性的东西。这是正常的，不用管它。

◎耳前瘘管感染

有些宝宝有耳前瘘管，就是耳朵前面皮肤上有个小小的洞，这也是很常见

的问题。绝大部分的耳前瘘管都没有症状，没有症状的耳前瘘管就不需要开刀，除非有细菌感染、化脓溃烂，才需要治疗。不可以拿牙签或棉花棒等尖物去挖它，也不要刻意去挤压它。有耳前瘘管的宝宝，最好测一下听力检查，有小部分宝宝会合并听力障碍。

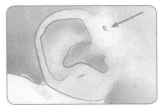

耳前瘘管

☆ 就医的时机 ☆

1. 耳朵有东西一直流出来（这是因为中耳炎或外耳炎）。

2. 小宝宝一直摸同一侧耳朵，并且哭闹（这是因为中耳炎）。

3. 耳前瘘管化脓。

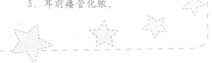

4. 鼻子与呼吸

◎呼吸又喘又大声

新生儿的呼吸次数每分钟约40到60下，比大人快很多，因此，要分辨宝宝是否呼吸很喘，不能计算呼吸次数，而是要看宝宝呼吸是否很费力。费力与否的指标有两个：第一，是肋骨凹陷；第二，是发出咳哼，如果有这两种情况，就要立刻送医急救，千万不要延迟。有些宝宝偶尔呼吸会憋气或大力地呼吸两三下，这些都是正常的动作，无须担心。

Q&A 问与答 宝宝呼吸很大声、鼻塞、有痰音，是怎么回事？

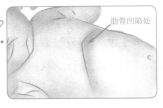

肋骨凹陷处

A：婴儿呼吸大声有痰音，是因为鼻腔里分泌物多或者脏东西堆积造成的。婴儿的鼻道本来就很狭窄，再加上都市空气中看不见的灰尘很多，导致鼻腔分泌物增加。此外，婴儿吞咽口水或分泌物的功能还不是很健全，造成鼻腔常常唏哩呼噜的。不要帮宝宝拍痰，没有效啦。

这种呼吸很大声的婴儿，只要活力佳，食欲好，睡觉香，生长发育没有问题，就不需担心。

如果还不放心的话，教大家一些解决的方法：第一，尽量使宝宝的居住环境没有烟尘；第二，每天一到两次，往宝宝的鼻孔里面滴一两滴母乳或生理食盐水，让他打个小喷嚏，揉一揉鼻子，等鼻腔湿润后，再用吸鼻器清理鼻孔里的分泌物与脏东西。这种方法非常有效，不妨试试看，反正有益无害。

◎软喉症阻塞呼吸

另外,有些宝宝呼吸的声音很大是来自软喉症,软喉症是新生儿先天性喉部异常最常见的原因,顾名思义就是喉部的构造较软,所以呼吸的时候结构会塌陷,造成部分阻塞。

此病的特征是吸气时特别大声,呼噜呼噜的,更严重的病例是任何时候呼吸都很大声。软喉症虽然为先天性疾病,但并非宝宝一出生即出现症状,可能会在出生一周后或一个月后呼吸才渐渐变大声,通常在二至四个月大时最厉害,也最吵。

 软喉症要开刀吗?

A: 也不见得。如果孩子吃奶量正常,睡眠正常,体重都有增加,则不必特别担忧,一岁之前就会自己好起来。如果孩子的软喉症已经严重到影响吃睡和长大,可以做激光喉上整形术(戏称"烤鱿鱼手术"),效果相当不错,也不用挨刀。

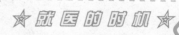 ☆ **就医的时机** ☆

1. 婴儿不只呼吸大声,合并精神不佳、肋骨回陷、发烧等急性症状(这是因为肺部感染)。
2. 喝奶时鼻子完全塞住,需多次换气才能喝完,而且嘴唇发紫(这是因为呼吸道异常堵塞)。

所谓的激光喉上整形术,就是把软趴趴的喉部构造,比如说会厌软骨,激光烧一烧。大家都看过软趴趴的生鱿鱼,经过火烤一番,鱿鱼就慢慢翘起来,也变得较坚硬。这就是为什么我们戏称此手术为"烤鱿鱼"的理由。

5.嘴唇与口腔

◎上唇干涩

宝宝出生以后不管是喝母乳还是吸奶瓶,都会摩擦到上唇,造成有点像干干的痂皮。请放心,这是正常的,并不是脱水喔。

◎舌系带

基本上,妈妈们只要看到宝宝的舌头可以舔到他的下嘴唇,没有呈现"莲花舌"(即舌系带太短,舌头呈W型),就

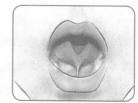
舌系带太短

表示舌系带够长了，不用挨刀。

◎上唇系带

在牙科，虽有针对上唇系带的手术，但条件有三：第一，恒齿门牙完整长出来；第二，上唇系带会拉扯上唇内侧黏膜，到受伤或缺血变白的程度；第三，门牙间距过大。

如果宝宝6岁之后恒齿长出，有上述三个条件，才需要手术。

◎口腔白点与鹅口疮

正常婴儿口腔里，有时会有一些很小的白色斑点，嘴巴上颚的是珍珠斑，牙龈上是邦氏斑，这些白点都不用理会，将来自然会消失。

真正需要处理的是鹅口疮。鹅口疮

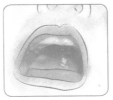 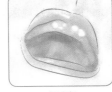

珍珠斑　　　　　　　　邦氏斑

是婴儿口腔念珠菌感染，可以看到婴儿的脸颊内侧黏膜上有白色不规则的斑块。怎么分辨这些白斑是鹅口疮还是奶块呢？方法一：如果能用汤匙或手轻轻刮掉的，就是奶块。如果刮不掉或者是刮掉就流血了，那就是念珠菌感染。方法二：通常，念珠菌不会只长在舌头上。如果您的孩子只有舌头是白的，其他黏膜都是正常的，那应该只是奶块。

念珠菌是一种霉菌，本来就存在宝宝的口腔内，与人类和平共存。如果宝宝吸奶时摩擦到奶瓶，或者吸吮奶嘴造成摩擦，轻微地刮伤口腔黏膜，念珠菌就会滋生在这些微小的伤口上。鹅口疮会痛，所以如果严重的鹅口疮，宝宝会食欲不振，甚至哭闹不安。

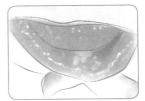

鹅口疮

☆鹅口疮的照护重点

1. 擦抗霉菌药物：孩子吃完奶之后，用医用棉签（或用纱布包着手指头）将宁司泰定或灭菌灵直接涂抹在疮口上，一天擦四次。吃完奶后使用的原因，是因为我们希望药物能停留在疮口上久一点，而不被奶水冲掉。擦药一个礼拜或者斑块消失后三天，才可以停药。如果您是喂母乳，在您的乳头周围也要擦药。

2.改变喂奶习惯：喂快一点，不要让一餐拖延超过20分钟。喂太久会使黏膜不断摩擦而刮伤，让念珠菌有机可乘。

3.改用杯喂奶：如果念珠菌感染的地方很痛，宝宝哭闹不肯吃奶，可以改用杯喂，就不会摩擦到疮口。

4.换新奶瓶嘴：如果反复感染念珠菌的话，请换一个新的比较不会刮伤黏膜的奶瓶嘴。奶嘴最好戒掉不用，非用不可的话则尽量只在睡前安抚使用就好。

5.每天消毒奶嘴或奶瓶嘴：念珠菌必须在摄氏55℃的水里浸泡15分钟以上才能被杀死。

6.注意尿布疹：感染口腔念珠菌的宝宝，屁股也可能有受念珠菌感染的尿布疹。如果同时也发现尿布疹，一般的药膏是无效的，应改擦抗霉菌药膏，如卡霉速停。

如果擦药都擦不好，请赶快就医，让医生判断是否有别的问题。

◎长牙

有些宝宝出生就有新生儿齿（或叫做胎生齿），发生率约千分之一。这些胎生齿如果摇晃，就要请医师拔除，以免有一天掉进气管造成窒息。

乳牙在宝宝出生时就已经在牙床里发育完成，因此，长牙只是时间早晚的问题。一般情况下，宝宝大约八个月的时候会开始长牙。有的宝宝长牙比较早，四五个月大的时候就开始长牙，也有的宝宝一岁三个月才长牙，这些都算是正常的，家长无须过于担心。

虽然钙质是骨骼和牙齿生长的必要条件，然而只要营养摄取均衡，宝宝的生长发育正常，就没有缺乏钙质之说。也就是说，补钙不但不会让牙齿比较快长出，过量地添加钙片还会使过多不必要的钙质经肾脏排出，增加肾结石的机会。

还有一个跟口腔相关，顺带一提的观念，就是"婴儿长牙与发烧无关"。刚刚提到，长牙约在八个月大左右，这个时候来自母乳的抗体正在逐渐消失，宝宝抵抗力开始减弱，就会受到一些病毒的感染和侵袭，进而会引起发烧，这跟长牙是一点关系也没有的。

三岁以下的小孩，刷牙用清水就可以了。就算是三岁以上的孩子，牙膏也

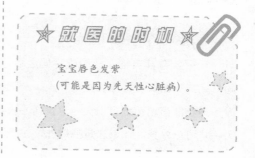

☆ 就医的时机 ☆

宝宝唇色发紫
（可能是因为先天性心脏病）。

只能挤出豌豆大小的量，以免过量的氟渗透进新长出的牙齿。八岁以上使用牙膏大概就不用担心了，因为大部分的珐琅质都已经长齐全，不会再改变。

6.胸廓与乳头

◎乳头肿块

刚出生宝宝的乳头会肿肿的，好像有硬块，这是因为妈妈的女性荷尔蒙刺激宝宝的乳头所造成的。乳头的肿块可能持续二到四周（喂母乳的宝宝可能持续更久），而且两边也许不对称，这都是正常的。不要去挤压它们，免得提高感染几率。

◎胸廓形状

妈妈们对于宝宝胸廓的形状总是很在意，常见的状况包括：剑凸太尖、漏斗胸（凹）、鸡胸（凸）或者是两边的肋骨比较尖，这些都是正常的表现，也不用开刀，长大以后胸肌比较结实就看不到了。

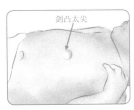

有些罕见的病例，如漏斗胸太严重，影响到心肺功能，那也是3岁以后才需要外科处理，不会在婴儿期的时候开刀。

如果宝宝乳头红肿严重、哭闹不安，摸了会痛，表示受到了感染。就需要就医了。

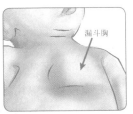

7.脐带与肚脐

◎脐带未脱落

小小一个脐带，常常是新手爸妈紧张的来源：有人担心脐带一直都没有掉落；有人则担心肚脐有分泌物，甚至有点血丝。现在的医疗条件优越，大部分父母很会照顾宝宝。所以，宝宝会发生脐带感染的几率真的非常低。

如果脐带感染细菌，肚脐周围一定又红又肿，宝宝一定又哭又闹，可能还会发烧。因此，少许的分泌物或者一点点血丝，都不是真正的感染，也不用害怕，只要"保持干燥，继续消毒"就可以了。

如果希望脐带早日脱落，记得包尿布的时候把尿布稍微反折，露出脐带的部位，

"保持通风"会比较快脱落。如果包纱布的话,记得不要太厚,稍微覆盖一两层即可。脐带掉一半的时候,也不用刻意去拔它,很快就会掉下来了。脐带脱落之后,有些宝宝会有肉芽肿,不用马上去医院,除非等到两个月大的时候,肉芽肿还有分泌物,才考虑是否到医院用硝酸银烧灼愈合。

◎脐疝气

到了两个月大的时候,有些宝宝的肚脐会膨起好大一个球,看起来很恐怖。这叫做"脐疝气",跟其他疝气不同的是,它完全不用开刀。脐疝气的形成是因为宝宝的左右腹肌还没有密合,中间有缝隙让肚子里的东西膨出(没错,可能会有小肠在里面)。幸运的是,这边的组织充满弹性,小肠并不会卡死,所以非常安全,也不用开刀。

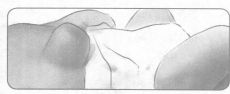

脐疝气

大部分脐疝气在宝宝一岁左右会消失。有些老人家用铜板贴胶布盖住脐疝气的位置,这是不可取的,千万别这么做,若引起湿疹反而得不偿失。

☆ **就医的时机** ☆

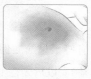

1. 肚脐周围红肿半径大于两厘米,宝宝疼痛哭闹或发烧(细菌感染)。

2. 肚脐分泌物有屎味或尿骚味(有异常的瘘管与膀胱或大肠相连)。

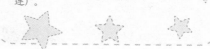

8.生殖器(男宝宝)

◎学会分辨腹股沟疝气

男生的生殖器最重要的就是要看睾丸是否有降下来,不过这很不容易分辨,还是让专业的小儿科医师摸摸看才知道。

我认为,爸爸妈妈要学会的,应该是分辨腹股沟疝气。婴儿腹股沟疝气的形成,是因为用力大哭造成腹腔的压力,将宝宝的小肠推入腹股沟管,甚至滑进阴囊。腹股沟管的位置是在阴茎的根部左上方与右上方的三角区,宝宝大哭的时候会鼓起来硬硬的，严重时小肠甚至会滑进阴囊，导致阴囊也肿起来，像香肠一样。

因此，如果宝宝非常用力地哭闹时，记得打开尿布检查一下；如果爸妈看到单侧甚至两侧的三角区隆起，摸起来硬硬的，加上宝宝一直哭闹、腹胀、呕吐，就应该赶快就医开刀，以免小肠坏死。

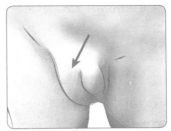

腹股沟疝气

◎阴囊水肿

至于另一个很容易与疝气搞混的，就是阴囊水肿。阴囊水肿在一岁之前会反复发作，也就是阴囊会忽大忽小，这些都是正常的。大部分阴囊水肿在一岁以前会消失，不需手术，也不会影响功能。

如果不确定到底是阴囊水肿还是疝气，我想还是去看儿科医师比较放心。

◎包皮

最后我要讨论的就是"割包皮"这个问题。在考虑给您的孩子割包皮之前，先问问自己，为了什么理由要割包皮？是因为包茎吗？还是怕感染？

现在儿科医师都知道，每天在包皮上涂抹类固醇药膏，不出数周，85％的宝宝的包茎就开了，根本不需要手术。过去传统的观念是，若看到宝宝尿尿的时候，包皮会像吹气球一样膨胀，

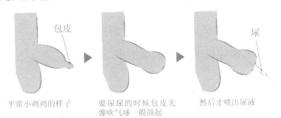

包皮   尿

平常小鸡鸡的样子   要尿尿的时候包皮先   然后才喷出尿液
                              像吹气球一般鼓起

这种严重的包茎才需要动刀。其实就算是这种包茎，也可以先试着用擦药的方式来解决，若无效才考虑手术割除。

有人认为割包皮可以预防包皮龟头炎，其实不然。根据研究，三岁以下的小男孩当中，有割包皮的幼儿反而更容易得到包皮龟头炎，三岁以上才有减少的趋势。

不过，妈妈们要注意，最常引起包皮龟头炎的原因，是家长在帮宝宝洗澡的时候，很用力的将包皮推到底清洗；每次当我看到这样的宝宝，心里都不禁大喊："天啊，好痛！"这是非常错误的做法，常常会造成宝宝的包皮撕裂伤与发炎。正确清洗

宝宝生殖器的方法，只需轻轻地推包皮到稍微有点阻力的位置，然后用清水冲洗就可以了。

至于为了防止泌尿道感染而割包皮，只对六个月以下的婴儿有帮助，然而六个月以下的婴儿，发生泌尿道感染的几率只有不到1%，相当的低。也有人指出割包皮可降低未来得性病的几率，然而这么做只能减少梅毒、疱疹以及艾滋病的几率，相反，却比较容易得到淋病和披衣菌感染。

割包皮可能会造成术后感染、术后出血、尿道口发炎、尿道口狭窄、皮下肉芽肿、龟头炎、包皮环状狭窄、伤口组织粘黏等。另外，有些医师不小心割了包皮，之后才发现宝宝有尿道下裂，必须用包皮来补，而此时却已无皮可用，后悔莫及。因此，我个人认为，婴儿时期割包皮绝对不是必要的手术，请家长做决定的时候要慎重考虑。

问与答 婴儿割包皮还有什么坏处?

A：其实，婴儿割包皮还有一个负面的影响，就是疼痛。不要以为婴儿没有痛觉，虽然他可能将来不记得，但是这些疼痛会在一定时期内给宝宝大脑一个不好的刺激。

☆ **就医的时机** ☆

1. 单侧或双侧睾丸根本摸不到。

2. 单侧或两侧的三角区隆起，摸起来硬硬的，而且腹部鼓起，宝宝哭闹呕吐，可能是疝气合并肠阻塞，要紧急开刀。

3. 尿道的开口不在阴茎的最顶端，而是在阴茎的下缘。

9.生殖器（女宝宝）

◎阴唇与处女膜肿大、假性月经

女宝宝的生殖器疑问很少，而且都跟妈妈的荷尔蒙有关。常见的有三个症状：一是宝宝阴唇肿大；二是宝宝阴道口有粉红色的凸出物，那是处女膜肿大；三是假性月经。

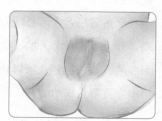
阴唇肿大

阴唇肿大和处女膜肿大，最多可持续二到四周，直到妈妈的荷尔蒙消退为止。很多人不晓得阴道口的小肉芽就是处女膜，可以看一下图片，就明白是什么了。至于假性月经，则常常吓坏了新手爸妈们；大约在女宝宝出生五到七天，同样是因为女性荷尔蒙的关系，宝宝的阴道出血或有分泌物。这些出血及分泌物应该两三天就会减少，如果阴道出血以及分泌物超过3天或者持续增加的话，就要到医院去检查一下。

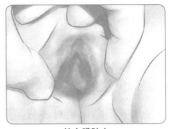

处女膜肿大

10.手和脚

◎正常的肌肉震颤还是抽搐？

宝宝的手脚有时候会不自主地抖动，家长时常会担心孩子是否在抽搐。别紧张！几乎所有的抖动都是正常的"肌肉震颤"。在家里怎么分辨肌肉震颤与抽搐呢？很简单，可以握住宝宝正在抖动的手或脚，让肢体弯曲，然后感受一下宝宝的肌肉是否继续跳动。如果弯曲之后，您感受不到任何规律性的肌肉跳动，那么就只是单纯的肌肉震颤，可以放心了。如果弯曲之后，您的手还是可以感受到宝宝的肌肉在跳动，而且是有规律地跳，那就属于不正常的抽搐，必须赶快就医检查。

一般肌肉震颤常发生在宝宝受到惊吓或者伸懒腰等动作时，抖动时会有对称现象（就是左右手一起，或左右脚一起），眼睛不会往左或往右不正常地歪斜，这些可以当做辅助观察。

◎手脚冰凉？

有的父母常常摸摸宝宝的小手、小脚。当宝宝手脚冰凉的时候，就拼命添加衣服。事实上，宝宝的手脚有时候会凉，是因为他们交感神经的协调力还不成熟，四肢的血管收缩导致。这时候拼命加衣服，反而会让宝宝热得难受，一直冒汗，还会长湿疹。

宝宝该穿多少衣服呢？很简单！看看自己穿几件，宝宝就穿几件，不用多也不用少。

◎先天性髋关节脱位

细心的妈妈上网看到"先天性髋关节脱位"这个疾病，紧张得将宝宝大腿翻起来看,咦?好像左右大腿的皱褶真的不一样多耶!哎呀,怎么办?别担心,先天性髋关节脱位这个疾病不只是看皱褶而已,还要合并其他的症状。约25%的宝宝因为胖的缘故,大腿皱褶比较多,难免不对称,这是很常见的事。

您可以进一步将宝宝的大腿往外侧张开(也就是"M"字腿的姿势),如果两条大腿张开的角度是对称的,那就是正常的。如果在"M"字腿的姿势下,一条腿可以几乎贴近水平,另一条腿却不能,那么才有可能是真正的髋关节脱位,再带到医院做检查。

◎O型腿

至于小腿的部分,O型腿是常被问到的问题。宝宝O型腿是正常的形状,这是因为胎儿在妈妈肚子里通常是呈"交腿"的姿势,所以造成小腿骨稍微弯曲。O型腿会持续到一两岁,等孩子开始走路之后会慢慢伸直。

◎足内翻或外翻

同样,脚掌在妈妈子宫里也是挤压得很厉害,因此宝宝出生时脚常常呈现"足内翻"、"足外翻"甚至"上下乱翻"的状态,这也是很常见的,并不是所有足内、外翻都要复健。这里教大家一个简单的方法分辨:将宝宝的脚掌自由扭动,如果内翻或外翻的脚可以轻松的扭到正常姿势,那就表示没问题。相反,如果脚掌转动得很费力,关节很紧,无法扭到正常的姿势,那就要提早复健。

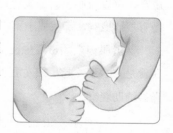

◎脚趾头

最后看看脚趾头,第一件事就是数数看脚趾头的数目是否正确。有些妈妈会发现宝宝的脚趾头叠在相邻的脚趾头上,或者特别短一点点。这些都是

☆ **就医的时机** ☆

1. 帮宝宝换尿布的时候,发现一条腿不太活动,而且宝宝哭闹疼痛,此时可能是髋关节细菌感染,需立刻就医。

2. 宝宝不是肌肉震颤,而是真正的抽搐。

3. 宝宝呈"M"字腿时角度不对称。

4. 脚掌翻不到正常的姿势。

轻微的异常，将来并不会影响走路。脚趾甲因为很软，所以看起来好像长到肉里，其实不会的，那只是贴着皮肤，可以等宝宝睡着的时候替他修剪或者不理它也没关系。

11.排便

◎便便的颜色

　　刚出生的宝宝排出的都是黑色的胎便。直到出生后三四天，颜色才会转黄或转绿。粪便的颜色与胆汁的量、肠道的细菌以及吃的食物都有关系。因此，随着年龄或食物的改变，颜色可能一下转黄一下转绿，这都是正常的。一般来说，喂母乳的宝宝粪便以黄色居

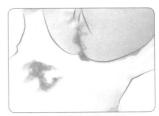

不正常的血丝黏液便

多，而喂配方奶的孩子则以绿色为主。唯一不正常的颜色是"灰色"和"血丝"，这两种颜色出现的话，要让医师检查一下。

◎便便的形状

　　喂母乳的宝宝，大便一直都会黄黄的、稀稀的，很多妈妈误以为宝宝拉肚子而就医，如果不是专业的儿科医师，也许会当做腹泻来处理，白紧张一场。

　　要怎么分辨正常的母乳便或者是腹泻呢？请记住下列三个原则：第一，没有血丝或黏液；第二，屁股没有尿布疹；第三，宝宝食欲很好，体重增加正常。若符合上

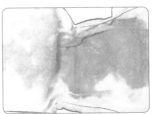

正常的母乳便

述三个状况，那么稀稀糊糊的粪便绝对是健康的母乳便，完全不用担心。

　　母乳便是正常吸收后的产物，无刺激性，所以不易产生尿布疹，更不会有血丝黏液在其中，宝宝的肚子没有不舒服，食欲好。反之，若是腹泻，宝宝应该有腹胀、食欲不振，甚至发烧的情形，粪便可能出现血丝与黏液，刺激宝宝稚嫩的皮肤。

◎便秘

　　有些宝宝喝配方奶会有粪便太硬，也就是便秘的问题。说到便秘，很多家长到医院看病，以为宝宝有便秘，常常只是误会一场。宝宝有什么症状才是真正的便秘呢？

第一，大便会痛、会哭，甚至流血；第二，粪便太硬，用力挤十分钟以上还是出不来；第三，超过3天才解一次便，而且很硬。以上这三种状况，就是真正有问题的便秘。

至于不算是便秘的状况，比如说喝母乳的宝宝超过三天解一次便，甚至七八天才解一次，只要解出来的是软便，都不算便秘。另外，有些宝宝大便时脸红脖子粗，家长误以为是解便不顺。其实，只要粪便是软的，宝宝没有大哭，就算粪便很粗，量很多，也都是正常的现象，不用看医生。

◎ 如何处理便秘？

知道宝宝有便秘之后，很多妈妈第一句话就问："哪个牌子的奶粉比较不会便秘？"有的建议A牌，有的则建议B牌，听多了您也会觉得好笑，因为常常听到完全相反的答案。事实上，什么牌子并不重要，重要的是不可以擅自更改奶粉浓度，泡淡、泡浓都不正确。

究竟便秘的宝宝应该怎么帮助他比较好呢？在这里给家长一些建议。

六个月以下的宝宝便秘，如果可以喂母乳，就尽量喂，因为喝配方奶比较容易便秘。如果已经在喝配方奶粉了，又没有母乳可用，可以在正常的喂食以外，给宝宝喝一些水（一天约60至120毫升）。注意，这些水不要和正餐一起喂食，最好是分开给比较好，才不会影响热量摄取。如果超过两天没有大便，可以在宝宝的肛门处涂抹甘油或者肥皂，尽量让宝宝每天都解便。

六个月以上的宝宝便秘，就开始将配方奶慢慢减量，增加辅食的量。牛奶是便秘的元凶，很多宝宝因为辅食吃不好，一直以配方奶为主食。这样，便秘就不容易治好。辅食每天至少两次，必须含有高纤维的水果泥、蔬菜泥。蔬菜量要够多，不可以只有一小片菜叶而已，至少要20克以上。蔬菜可以用榨汁机打烂，并且避免纤维太粗、打不烂的菜梗。

至于水果，要挑选纤维素含量高的种类，包括猕猴桃、橙子、木瓜、梨、葡萄、李子、桃等等。番石榴、香蕉与苹果这三种水果，纤维含量不高，帮助不大，但是熟透了的香蕉含有大量的益生菌，则可以考虑。辅食当中一定要包括糙米稀饭或糙米糊，尽量不要使用白米。糙米是最好的益生质。很多妈妈只知道吃益生菌，却不知道若是没有益生质，益生菌很快就死光，效果大打折扣。除了黑枣汁以外，其他果汁都不是很有效，包括橙汁，除非您把水果纤维都打进去。如果宝宝的辅食吃得不错，记得要另外补充水分。至于要喝多少水呢？喝到宝宝的大便变软为止。

由于婴幼儿消化和神经系统功能不如成人健全，所以，不要轻易使用泻药，服泻药后可能会导致腹泻。此外，还要注意的是，若宝宝便秘多日，突然转成腹泻，腹泻后又便秘，周而复始，加上肚子圆鼓鼓的，要小心先天性巨结肠症，请带孩子到医院做进一步的检查。

很多家长因为宠溺孩子，喝奶老是戒不掉，结果便秘就越来越严重。孩子因为解便会疼痛，就更不肯排便；不肯排便，粪便就更干、更硬；症状又再恶化，这是最糟糕的恶性循环。切记，便秘的处理越早越好，绝对不要拖延，以为长大就会改善，不会的。根据研究，幼儿时便秘的孩子，长大后得慢性便秘的几率非常高，大肠的环境也变得十分恶劣，生长发育会受到影响。痛定思痛，拿出做父母的威严，给孩子正确的食物，拒绝过量的牛奶，才是真正的解决之道。

◎便便的次数

不管次数频率多少，只要符合"颜色正常、形状正常、食欲正常"这三个重要的指标，加上体重渐渐增加，就完全不需要吃药，也不用担心会有什么问题。

12. 尿液

◎血尿还是结晶尿？

"天啊！血尿！"每次听到新生儿的妈妈这样惊呼，我只想到两个状况：第一，假性月经；第二，结晶尿。假性月经在女宝宝生殖器的部分我已经提过了，至于结晶尿则是另一个很常见的"误会"。

结晶尿的颜色是橘红色，量可

宝宝应该几天解一次便或者一天解几次便才是正常的呢？

A：只要颜色正常，形状是软便，宝宝食欲佳，好几天解一次都没关系！尤其是吃母乳的宝宝，前两个月可能一天解好几次便（一吃就解）；然而到了后来，反而变成好几天解一次，我自己曾见过的最高纪录甚至间隔18天，解出来的粪便又多又糊，放心，这绝对是正常的现象。

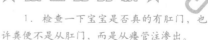

☆ 就医的时机 ☆

1. 检查一下宝宝是否真的有肛门，也许粪便不是从肛门，而是从瘘管注渗出。

2. 宝宝有腹胀、食欲不振，或发烧的情形，粪便出现血丝与黏液（这是因为细菌感染）。

3. 便秘多日，突然转成腹泻，腹泻后又便秘，周而复始（这是因为巨结肠症）。

多可少,量少时只有一个小红点,量多时整个尿布有好几条橘红色的区域。这橘红色里的成分是"尿酸",当宝宝水分不足,尤其是刚出生一周,妈妈奶水还不是很多的时候,就会有此现象。如果两三个月大的宝宝突然食欲不佳,喝奶量大减时,也有可能会再发生。但是男宝宝如果已经好几个月大了还有这种红色的点,要小心这可能是妈妈用力推包皮清洗造成的包皮出血,不是结晶尿。

Q&A 问与答 如果有结晶尿,该怎么办呢? 怎么判断宝宝尿量是否充足呢?

A:放心,结晶尿不等于"脱水",只是水分不足,妈妈只要加紧脚步继续喂奶即可。如果宝宝合并黄疸、精神不佳、眼泪很少、排尿不足,这时候才可能才是真的脱水,要尽快送医。

判断宝宝尿量最简单的原则:出生三天要尿三次,四天尿四次,五天尿五次,六天以上要尿布每天更换超过六次,而且这六次的尿布应该有点重量,一点点渗尿这种不算。

※如果您的宝宝超过8小时没解尿,精神看起来很疲倦(这是脱水的征兆),就需要就医了。

13.各种皮肤问题

婴儿稚嫩的皮肤小毛病很多,虽然大部分并无大碍,然而因为变化多端,有些情况很难只用文字表达清楚。前半段我挑选几个属于正常现象且容易分辨的特征介绍给家长们。后半段则介绍一些不正常的皮肤问题,包括异位性皮肤炎、尿布疹与黄疸。

◎脱皮

刚出生的宝宝大概在第二周左右会开始看起来很干燥或者脱皮,这是正常的现象,无须特别担心。

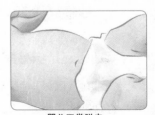

婴儿正常脱皮

◎痘痘

大约30%的新生儿,在出生三到四周后,会开始长痘痘。没错,这个痘痘就像是青春期的小孩会长的一样,外表是小小的、红红的丘疹,有时候也会有脓疱。这些痘痘由妈妈的荷尔蒙刺激导致,因此会反反复复地长出,直到

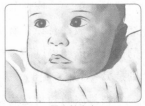

婴儿长痘痘

约四到六个月大为止。如果发生了，不需要擦任何药，妈妈也不要再给宝宝擦婴儿油，否则状况会恶化得更严重。

◎口水疹

口水疹长在宝宝的嘴巴周围，这应该是不需要特别解释了。溢奶的宝宝最容易有口水疹，因为口水里有些逆流出来的食物残渣或胃酸，接触并刺激皮肤所导致。口水疹没有什么特别有效的预防方法，只能尽量在宝宝每次有口水时用清水擦拭。

有些人用羊脂膏涂抹在宝宝嘴巴周围，是可以一试的方法，因其主要的原理是隔绝口水与皮肤接触。所以，每次擦完嘴，就要再涂抹一次。使用上，如果口水疹有改善，还是要继续擦拭、保护，否则很快会复发。还有一个重点，就是奶嘴如果不戒掉，口水疹恐怕很难痊愈。

另一个很容易与口水疹搞混的，就是嘴巴旁边的热疹。嘴巴旁边的热疹只有吃母乳的宝宝会发生，天气热，妈妈的乳房与宝宝的嘴巴密切接触，非常潮湿。建议有这种状况的妈妈，喂奶时只要开冷气就可以了。

吐奶跟溢奶是很多新手爸妈哺喂婴幼儿时遇到的第一个困扰。婴幼儿溢吐奶有轻有重，但大部分是由于胃食道逆流所导致，就是食物从胃逆流到食道往上，进而溢出来或者吐出来。婴儿的胃与食道之间的"螺丝"栓不紧，没有办法完全将食物"锁"在胃里导致。这种逆流现象随着婴儿的肌肉越来越发达，大部分在一岁半之前都会好转。50%的婴儿出生后多多少少都有胃食道逆流的问题，四个月大的宝宝溢奶最频繁，到了一岁时只有5%～10%的宝宝还有逆流的问题。

◎热疹（痱子）

宝宝在夏天天热的时候，可能会长痱子，常在宝宝胖胖的下巴与胸膛之间，或者任何会流汗或皮肤皱褶处。如果宝宝身上的痱子不是很多，情况不严重的话，就是保持通风，开点冷气（室温约26至28度），少穿点衣服，也可以擦一些轻微类固醇的药膏。如果擦药仍未痊愈，应该就医，让医生检查是否有霉菌或细菌感染。

◎婴儿毒性红斑

婴儿毒性红斑变化多端,而且非常常见,约50%的宝宝都会发生。典型的毒性红斑就是圆圆的、红红的,半径有的很小,有的可大到两厘米,中间有个白色的小凸起,看起来好像是被虫子咬的。

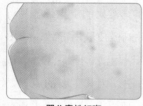

婴儿毒性红斑

婴儿毒性红斑可能发生在身体任何地方,也会反复发作,持续约两个礼拜至一个月。如果超过一个月还有反复的毒性红斑,尤其是发生在喝母乳的宝宝身上,原因可能与妈妈的饮食有关。我个人的经验是,海鲜、麻油、乳制品等都可能是罪魁祸首。

◎粟粒疹

40%的宝宝会发生粟粒疹,出生不久就可以看到,一两个月之后就会消失了。

鼻头的粟粒疹最常见,圆圆的、小小的、一点一点的布满整个鼻子,是皮脂腺的阻塞造成的,其他粟粒疹会长在脸颊、额头、下巴,甚至腋下,则是表皮角质的堆积造成的。

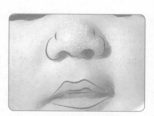

鼻头粟粒疹

◎蒙古斑

大部分的人都以为蒙古斑只会长在宝宝下背部和屁股周围,事实上它也会长在手臂、膝盖、脚以及身体任何地方。有时候出生时还看不出来,过了几个月才变得明显,这也是很常见的。大部分蒙古斑约在宝宝两岁到三岁时就

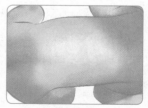

蒙古斑

会消失,少数会持续到成人。蒙古斑多半是先天性的,对机体没有任何危害,可以不做特殊治疗。

◎火焰斑(血管瘤)

血管瘤有很多种,其中一种是最常见的,约50%的宝宝都有的"火焰斑"。这些火焰斑最常出现在三个地方:眼皮、额头和后颈。火焰斑的特色是形状不规则,颜色

泛红，哭闹时特别明显。这三个位置当中，眼皮火焰斑大部分会消失，后颈火焰斑约75％会消失，但是额头火焰斑几乎不会消失。其实，额头的火焰斑不太容易被看出来（只有生气的时候看得见）；如果是女孩子为了漂亮，将来可以用激光去除。

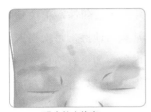
眼皮的火焰斑

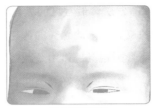
额头的火焰斑

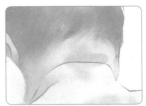
后颈的火焰斑

◎脂漏性皮肤炎

长在头皮或眉毛有些黄黄的、油油的皮屑，请见本章一开始"头发与头皮"的部分。

◎异位性皮肤炎

虽然过敏的孩子真的越来越多，但"异位性皮肤炎"这个疾病实在有点被过度诊断，比如说毒性红斑或者脂漏性皮肤炎，都常常被误诊为异位性皮肤炎。我们要知道的是，异位性皮肤炎的诊断，必须大致符合下列几点：

（1）奇痒无比。痒，是异位性皮肤炎一定会有的症状，所以有此症的宝宝，常常会抓皮肤。手部动作发育尚未成熟的宝宝，则会因痒到受不了而身体扭来动去。

（2）特定部位出现红疹。以婴幼儿来讲，脸是好发部位，两颊会发红，其他部位则包括手肘外侧、膝盖前方以及耳垂。

（3）不断复发。

（4）家长有过敏体质。

一般来说，小于四个月的婴儿不容易拍板定论诊断为此病，还需要进一步观察。如果之后仍反复发作，脸颊摸起来糙糙的，甚至有脓水渗出，加上家族有过敏体质，才

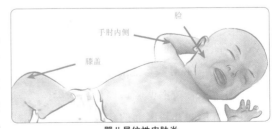
婴儿异位性皮肤炎

会怀疑是否有异位性皮肤炎。处理的方式，在后续有关过敏的文章中有详述。

◎尿布疹

大部分的宝宝都曾经有过尿布疹。尿布疹的处理有轻有重,不过原则就是下列几点:

(1)擦药,这是最简单的方法。最常见的氧化锌药膏无明显药性,单纯是隔绝刺激物(如粪便)和屁股的皮肤,因此这类的药物要非常频繁地擦,每次换尿布就涂上厚厚的一层。类固醇药膏则相反,作用是减缓发炎现象,如果有伤口就不适合使用,而且擦薄薄的一层就可以了。最好到医院看病后由医师开处方,到药房领取。

(2)勤换尿布,尤其是宝宝大便之后要马上更换。

(3)保持屁股通风。对于很严重的病例,我会建议宝宝大便之后,先暂时不穿纸尿裤,铺一层布尿布在宝宝的屁股下,晾一晾他的小屁屁。如果用纸尿裤,可以穿

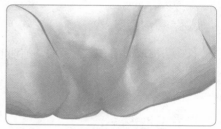

念珠菌感染引起尿布疹

得松一点,让它通风,或者在纸尿裤靠腰部的地方打几个洞,增加透气度。

(4)不要用肥皂洗屁股,用清水洗就可以了。

上述处理若超过三天没有改善,大概就是念珠菌感染引起的尿布疹了。念珠菌感染的尿布疹要擦特别的抗霉菌药膏,而且要擦一个礼拜以上。如果使用布尿布,隔一阵子清洗尿布时要用漂白水杀菌。当然,漂白水本身要冲洗干净,以免接触婴儿稚嫩的皮肤。如果用洗衣机,最好用温水清洗两次。

◎黄疸

黄疸是新生儿常见的问题,多数医师会帮您注意黄疸值,过高的话就会住院照X光治疗,并寻找可能的原因。很多妈妈以为宝宝有黄疸就应该停止哺喂母乳,甚至听信非儿科医师的建议,改喝配方奶粉。切记,此观念大错特错。黄疸绝对不是停止哺喂母乳的理由。

问与答 喂母乳会造成黄疸吗?

A:至于那些认为母乳会造成黄疸而不敢继续喂母乳的妈妈们,放心吧!到目前为止,还没见过一个因为喝母乳得了黄疸而引起任何后遗症的病例。母乳是婴儿成长的最安全的天然食物,怎么可能会伤害您的孩子呢?拒绝听信不专业的建议,跟真正的儿科医师讨论方法,才是最好的选择。

在这里，我跟各位介绍两种与母乳相关的黄疸，就是哺乳性黄疸与母乳性黄疸。其他造成黄疸的原因很多，但都需要检查才能得知。

哺乳性黄疸发生在宝宝出生后两三天，持续到一至两周大，原因是妈妈的母乳量不够，宝宝轻微脱水。处理方法是检视喂奶的姿势是否正确，并且增加喂奶的频率（每一个半小时到两个半小时喂一次），避免让宝宝连续睡四个小时以上不喝奶。如果母乳实在不足，可以暂时用配方奶粉，以免黄疸继续窜升，但还是要频繁地挤或喂母乳，直到奶量增加，足够让宝宝吃饱为止。

母乳性黄疸是由母乳里的成分所引起的黄疸。这种黄疸发生在婴儿出生一周以后，持续到两个月大。对于这种黄疸，我的建议还是继续喂母乳，增加频率，增加奶量。因为宝宝吃得多，频繁的排便可以带走更多的胆汁，进而降低黄疸值，这个方法叫做"降低肠肝循环"。

母乳宝宝若黄疸值居高不下，应该先检查有无其他引起黄疸的原因，若确定没有其他因素造成黄疸，宝宝虽然皮肤一直很黄，基本上可以不用理会，继续追踪即可。有些宝宝的黄疸值持续过高超过两个月或一定程度，可以暂时用配方奶粉喂食两三天，然后继续喂母乳，黄疸值应该就可以下降了。记得用配方奶粉的那几天，还是要把母乳挤出来，以免造成母乳量减少。有些医师会用药物控制母乳性黄疸，这是一个可行的办法，但不一定非要这么做。

想告诉纯母乳喂养的妈妈们，不要把配方奶粉视为牛鬼蛇神。喝两三天配方奶粉并不会让您的孩子智商变低或者变成过敏儿，这些都是杞人忧天、庸人自扰的担心。

☆ 就医的时机 ☆

1. 宝宝身上有任何小水泡，最好就医检查。
2. 宝宝身上有上述以外的不明皮肤症状者。
3. 任何皮肤病征经过上述处理仍未痊愈者。
4. 异位性皮肤炎、严重尿布疹、黄疸，这几项需定期追踪。

最后提醒爸爸妈妈们，世界上没有任何宝宝的皮肤是完美无瑕的，正常宝宝的皮肤不可能每天都干净洁白。只要是上面描述的那些无关紧要的疹子，都不需要太担心或者过度涂药，以免弄巧成拙。

第二节 智力发育

父母都希望自己的孩子聪明可爱、活泼外向、能说会舞,人见人爱……恨不得孩子把所有的优点都集于一身。宝宝的智商除了与先天的遗传、环境的影响、日常摄入的食物营养以及疾病等因素有关外,主要在于后天父母对孩子的培养、启发和爱。

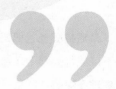

宝宝的智力发育是否正常，在很多方面都有体现。但是，在早期养育的过程中，有的父母很粗心，疏于对孩子的观察，只有当孩子明显表现出智力发育障碍时才注意到，才想到去医院做检查。这时，恐怕有的严重的情况已经来不及补救，失去了早期治疗的最佳时机。所以，父母平时一定要多观察、多留心孩子的各种表现和变化。

1.智能发育迟缓

智能低弱常伴有体能、行为等障碍，因此对于一岁前的婴幼儿，观察他们的动作发展是否正常，是第一个让医生察觉可能有智能低弱的征兆。

一般，婴儿在出生后两个月左右，就会辨认人的脸，随着家长的脸转动目光。如果到了六个月，宝宝仍目光呆滞，两眼无神，不能有意识地注意或注视周围的人和事物，经常会尖叫和哭闹，对声音缺乏反应，这时候除了要检测视力与听力之外，也要对脑部的发展做初步的评估。

其他的动作迟缓，比如说无法"七坐，八爬，一岁站"等等，当与一般同龄的孩子相比，发育相当地缓慢时，要带孩子去医院检查，查明原因，对症治疗。

最后也是最重要的是，万一不幸查出有发展的障碍，父母一定要有耐心、用爱教育孩子。对于轻度的患儿来说，他们只是接受和理解的能力相对比较缓慢，只要在父母的耐心教导之下，一定会有起色。所以，父母切勿操之过急。对于中度的患儿来说，父母还要训练孩子的生活技能，比如，自理和社交能力。而重度患儿的比率极低，对于这样的孩子，父母要以生活照顾为主。只要父母采取正确的训练方法，加之用爱和耐心去教导孩子，细心地追踪观察孩子的行为表现，悉心照顾孩子的日常生活，孩子的智力水平一定会提高。

2.提高智力的方法

虽然说正确的早期教育会使孩子的智力提高，但揠苗助长的填鸭式教育和冷漠的遗弃不顾，两种极端都很糟糕。

孩子出生后若没有人陪他说话，没有人给予拥抱，智力发育就会相对缓慢。心理学家研究认为，从新生儿出生到5岁，很多方法对孩子的智力发育都有好处，例如，让孩子发笑、逗引孩子"咿咿呀呀"学语、多抚摸、拥抱孩子、尽量不要制止宝宝的探索行为、回答孩子的疑问、多陪孩子做游戏、多给孩子听音乐，保证充足的睡眠以及保持良好的夫妻关系等等。

◎笑可以促进宝宝的智力发育

一般到3个月左右时，宝宝醒着时，一看到家人熟悉的面孔、新奇的画片或玩具时，就会"咯咯"地笑起来，又抡胳膊、又蹬腿。当宝宝吃饱睡足、精神状态极佳时，尽管没有外界刺激，他也会笑。爱笑的宝宝长大后，大多性格开朗，情绪稳定，乐于探索，好奇心比较强。

不过话又说回来，爱笑的宝宝来自模仿他人与基因遗传，乐观的父母自然会生出乐观的孩子，父母对孩子陪伴时的笑容，也变成宝宝模仿的对象。因此家长快乐的陪伴才是重点，倒也不用为了让宝宝发笑，便整天搔他胳肢窝。

◎逗引孩子"咿咿呀呀"学语

语言能力的形成主要靠模仿以及父母对孩子的训练，这样的语言刺激可以从婴儿时期就开始。

婴儿从两个月大时，对成人的话开始有反应。你对着他重复多次地说话，婴儿也会跟着"应和"，发一些简单短促、断断续续的音，如"啊"、"咿"，逐渐会发一些"爸爸"、"妈妈"、"咕咕"这样的音。有的时候，嘴里会进出一连串的音。婴儿常常自言自语，对自己的发音很有兴趣。五六个月大时，宝宝用小嘴玩口水、吐泡泡，还会用嘴唇、舌头发出声音，哼哼唧唧地"说"个不停。为了激发宝宝的发音兴趣，家长可以有意识地加以逗引——多和宝宝说话；说话时要面对着婴儿，并且声调高低错落、温和轻柔；说话要简洁、重复、速度要慢，口型要准。

有时候父母面对婴儿不知道该说些什么，没关系，拿起一本故事书，自问自答地对着宝宝说故事就对了。两年之后，你会惊讶孩子可能还记得一年前你跟他讲过的故事内容喔！

★亲子阅读

有些家长对于亲子共读有一些疑虑：第一，住家附近（尤其是乡下）没有书店；第二，不知道怎么读（以前小时候也没人读给他听，或者是家长本身识字不多，教育程度不高）；第三，儿童绘本太贵了；第四，虽然尝试过亲子共读，可是小朋友听一听就跑掉了，搞得很不愉快。

事实上，家长不用学习太多，只要有一本书在家就够了。就算每天读同一本书，就算家长认不得半个字，都可以借由书中的图画和口语，给孩子足够的语言刺激。要知道，我们日常生活中使用的词汇是很简单的，因为我们的生活周遭也许相对很单纯；但是绘本里的文字，有时候是平常不会使用的，因此可以给孩子更多样化、更丰富的语言经验。

根据研究显示，越早开始念书给宝宝听，宝宝的语言发展越好，这个影响可以持续到小学的年龄。至于较大的小孩，可以以问答的方式进行故事，甚至请孩子反过来讲故事给家长听。不同年龄的孩子，对于共读有不同的发展阶段，我列于下表让家长们参考。

月龄	动作	认知	家长可以怎么做
6-12个月	渐渐坐稳；想拿书；想翻书；吃书。	看到图片；用手拍打图片；喜欢有脸的图片。	可以让孩子坐大腿上，也可以和你面对面；辨别孩子发出的声音，猜测他喜欢哪一页或者哪一张图；然后用手指给他看，告诉他那是什么。
12-18个月	坐得很稳；不会马上把书放嘴里了；在家长帮助下可以自己拿着书；厚页的书可以一次翻多页。	可以用手指出一张图；可以对某张图发出单音；对于家长的提问，可以用手指出；拿书不会拿错边，不会上下颠倒，会拿书给家长要求一起念。	回应孩子一起共读的要求；让孩子自己拿书；忍受并了解孩子注意力其实很短暂；问："××在哪里"，让孩子用手指出来。
18-24个月	轻松地翻书，一次一页；带着书到处跑；有些孩子把书当做安抚物品。	可以念出书中熟悉物的名字；对于熟悉的故事自己可以填空；会把玩偶抓来假装说故事给它们听；能朗读部分熟悉的故事；注意力可长可短。	可以将故事中内容与孩子生活内容相联系；选择固定时间（如睡前）一起共读；问孩子："那是什么？"给孩子时间思考并回答；读到某些熟悉的语句可以暂停，让孩子接着完成。
24-36个月	已经会将书前前后后翻看，寻找自己喜欢的插图。	可以朗读好几个句子，甚至整个故事；可以将图画与故事联系在一起；对于熟悉的故事，如果家长读错一个字还会抗议；对于熟悉的故事，会自己拿书读给自己听。	维持共读的习惯；不厌其烦地读同一本书；常常问："那是什么？"将故事中内容与孩子生活内容联系；提供蜡笔和纸，让孩子画画。

3岁以上	完全可以掌握整本书的翻阅。	可以听比较长的故事而不会分心；对于熟悉的故事可以自己讲完；已经知道书中的内容就在文字里；读书的时候会用手比划着句子（即便看不懂）；可以认出一些字。	故事到一个点，问孩子："这里发生了什么事？然后呢？"鼓励画画和写字；让孩子说故事给家长听。

　　虽然您的孩子一开始可能对亲子共读的兴趣不大，但是不要气馁，也不要给孩子压力。每天睡前或者孩子玩累的时候，问他要不要念故事书或者拿两本书在面前晃晃，由他挑选自己喜欢的书，就算老是挑同一本也好。久而久之，亲子共读会变成你们之间最快乐的时光，孩子在语言上的进步，也会令您惊喜万分！

◎抚摸、拥抱和安慰影响宝宝的智力发展

　　新生儿出生后最先接触的是照料他的人，而家人对宝宝的抚摸、拥抱和安慰等行为会使宝宝获得舒适感和安全感。这样的宝宝不太惧怕陌生人，会尝试与接近他的陌生人亲近，比较喜欢探索周围环境，这有益于孩子的智力发展，对孩子的人格形成也具有一定的影响。

　　此外，家人的抚摸和拥抱传达了对宝宝的关怀和爱。宝宝感受到爱的存在，会充满欢乐，情绪高涨，而良好情绪正是孩子智力发展的重要基础。当宝宝跌倒受伤时，他会伸出小手，让妈妈亲亲或看看他摔疼的部位。此时，如果您用嘴吹吹或轻轻抚摸他的伤痛处并说些安慰的话，有的宝宝会停止哭泣，展现笑容，疼痛感似乎消失了，他会撒娇地让你抱抱。宝宝从您那里得到了安慰，情绪就稳定了。

◎尽量不要制止宝宝的探索行为

　　宝宝从母亲的子宫出来后，所有的人和事物都是新鲜特别的，也因此宝宝的"探索"就是开发大脑的最重要过程。探索的方式有听、看、摸，还有家长最大惊小怪的"舔"和"啃"。这些行为很重要，除非有严重危险，否则尽量不要制止他们。

　　这也是为什么我不赞成宝宝的婴儿床包覆海绵护栏，因为这么一来，视线就被阻挡住，宝宝的视力探索的权利就被剥夺了。即便两个月的宝宝只看的到光与模糊的人影，但他会注视着其他成人或孩童的跑动，听他们讲话，听他们唱歌，这都是无形之中对脑部的刺激。

正常的宝宝3个月大时开始玩手，那是第一个可以探索的物体，他们会盯着自己的小手看，用手摸他所能接触到的衣服、被子、垫子、玩具等，更会把手伸进嘴里吮吸。等到七八个月会爬之后，就更让妈妈紧张了，宝宝会爬上爬下，抓到任何东西先看一看，就开始啃。如果要避免孩子抓到危险的物品，比如说电线、剪刀等等，家长应该事先把环境安全化，届时才不会手忙脚乱。

◎回答孩子的疑问

孩子从两岁开始，各式各样的"为什么"会如雨后春笋般地出笼，这时候要家长每一个问题都耐心地回答，真是一大考验。

孩子提问时，要先辨别他的问题是属于下列三种类型的哪一种：好奇心的提问，撒娇的提问，或是挑战规矩的提问。如果是第一种好奇心的提问，有时候就算是看似幼稚好笑，父母仍应尽量耐心解答，甚至不懂的时候可以和孩子一同探索答案，千万不要嘲笑或讽刺孩子的提问，更不要不懂装懂、哄骗孩子。

至于撒娇的提问，通常是孩子累了想睡觉或者只是想跟爸爸妈妈讲话，常常同样的问题问好几次，像跳针的唱盘一样。这时候不需要动怒，可以转移话题，跟孩子拥抱，带他出去买东西或是上床睡觉，给孩子足够的亲密感，他就满足了。

至于挑战规矩的提问，比如说"为什么我现在要关电视"这类的问题，并不需要特别回答，将规矩订好贴在墙上，用手指头指向家规就可以了。

◎游戏就是最好的脑力开发

几乎每个孩子都喜欢玩游戏。孩子的成长离不开游戏，孩子不仅能从游戏中获得乐趣，还能学到知识，这不比强硬说教更有效吗？父母可以多陪孩子一起玩耍，不仅能加深亲子感情，还能在游戏的欢乐氛围中观察孩子的表现，启发孩子认知。

然而与孩子玩游戏时，有两大禁忌：第一，游戏过程当中不断说教，自以为是寓教于乐；第二，游戏内容完全没有互动的性质。

孩子玩游戏就是要快乐，玩到一半妈妈突然冒出一句："你看，就是因为没有吃蔬菜所以没有力气"之类的话或是强迫孩子说出ABC英文才能继续玩下去，这些扫兴的言语对于某些敏感的孩子，会对游戏的过程非常排斥，渐渐就不想和你玩了。并不是说不可以把生活常识放在游戏当中，而是要仔细观察孩子的情绪，适当的压力可以，但不要超过他所能负荷的。

最简单的互动游戏就是过家家或是捉迷藏等,最不好的游戏就是放着孩子自己看电视。孩子最好的学习就是模仿,而模仿的来源就是从互动中发掘的。如果希望孩子有好的生活习惯、懂好的礼节、说好的言词,不如就从自己做起,让他从你身上学习。

◎给孩子听音乐

音乐是上帝给予的最好礼物。宝宝对于音乐的喜好有所不同,当然大部分都还是喜欢律动感强的音乐。只要音乐一放,孩子或多或少地就会跟着节拍舞动。孩子的舞动,可以是模仿其他人的动作,但也可以是自己"创造"的。人的大脑,就是这么奇妙。

◎充足的睡眠

宝宝的小脑袋正在发育,充足的睡眠对于整体的脑力发展十分重要。每个孩子需要的睡眠时间不同,并且,随着年龄增长,睡眠时间也渐渐缩短,因此要睡多久并没有标准答案。对家长而言,能做的事情是提供良好的睡眠环境(光线、声音),以及敏锐地观察孩子想睡时的症状,有规律地引导孩子上床睡觉。

睡眠不足,不只让孩子学习能力低落,脾气暴躁,抵抗力差,容易生病,甚至影响亲子关系,实在是孩子发展上最大的敌人。

◎夫妻感情要佳

夫妻感情融洽,看似与孩子的智力发展无关,其实是所有因素当中最重要的一环。不只一个研究显示,夫妻感情紧张的家庭,孩子在学校的表现平均起来比夫妻感情平和的家庭差得多,统计上是有意义的。合理地推论,当孩子在紧张的环境下,没有安全感的时候,缺乏学习兴趣,而且情绪影响身体,以致于常常生病请假。

另一方面,稳固的夫妻感情也可以让居家的妈妈或爸爸更有心情陪伴孩子游戏,更有耐心与孩子一起探索,而不会心浮气躁,时常失控。所以奉劝天下父母,不要老是把重心都放在孩子身上,应该常常体贴你的老公/老婆,温柔的言语,适时的鼓励,送点小礼物,让夫妻感情维持恒温,才是对孩子智能发展的最好方法!

第三节 体能发育

宝宝在不同的成长阶段，有不同的体能特征和表现。然而，在相同的月龄段，不同的宝宝发育不同，有早有晚，父母不必过于担心自己的宝宝比其他宝宝爬得晚，走得晚等。只要宝宝身体健健康康的，每天活蹦乱跳、快快乐乐的，基本上就不成问题。

出生～3个月:新生儿出生后几天,小手、小脚开始动起来:常握着小拳头放嘴里吸吮;小手会抓自己的小脸;小脚的踢力很大,有的宝宝能把穿着的袜子都踢掉。

宝宝常常会抓自己的小脸,这时候父母为了担心宝宝抓伤,可能会给他戴纯棉的透气单层手套。需要注意的是,宝宝的皮肤非常细嫩,要注意套口的松紧带不要勒到宝宝的手腕。在宝宝不抓脸和睡觉的时候,就把手套摘下。

3～4个月:抱起时,头部立得越来越稳。会转动脑袋寻找对感兴趣的东西或声音。嘴里会不断发出"咿呀"的学语声。对颜色有初步的分辨能力。趴着时能用手和脚支撑身体,把头抬起。手脚活动非常灵活。

4～5个月:几乎所有宝宝的头部都能够完全挺直。手会做更多的动作,如拍手、双手合于胸前等。宝宝不能坐稳,要身体两边有物体倚靠才能坐上几分钟。趴着时,头能长时间抬起。

5～6个月:能用手抓拿玩具摇动或是用嘴啃。腿脚的蹬力很大,能把盖着的被子踹掉。

6～7个月:大多数宝宝都会翻身并移动身体。拾起东西就想放进嘴里"尝尝"。

7～8个月:多数宝宝能后退着爬了。有的宝宝在家人稍微扶着腰部时能站立。

8～9个月:可以自己独立坐很长时间并能变换位置。有的孩子可以扶着东西就站起来。有的宝宝会啃脚,把脚放在嘴里。

9～10个月:对周围事物感兴趣,能较长时间地把玩一个玩具或物品。

10～11个月:之前能扶着东西站立的宝宝这时候能扶着东西走。发育快的宝宝还能自己站立一会儿或很长时间。

11个月～1周岁:一般的宝宝能扶着东西迈步。走得早的宝宝能撒手摇晃着走。

1周岁～1周半:宝宝走路比较稳当。有的宝宝几乎没怎么走路,就开始跑了。上下的动作比较灵活,比如,能自己上下台阶、小椅子等。

1周岁半～3周岁:宝宝运动能力超强,自己会玩沙土、积木、踢球、拧水龙头等等。几乎他看到的大人做的事情,他都要模仿去做。

第3章

健康吃、甜甜睡、茁壮长

1 宝宝怎么吃才健康
2 长高长壮身体棒
3 适量运动快乐多

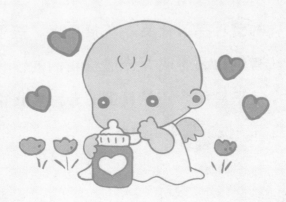

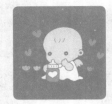

第**3**章 健康吃、甜甜睡、茁壮长

第一节 宝宝怎么吃才健康？

所谓"民以食为天"，不论是新生儿或是学龄儿童，父母亲最关心的事情，莫过于"孩子吃得好不好"了。在我的博客，几乎每个礼拜都有网友请教儿童喂食的问题。当然，商人也绝对不会放过这门生意，利用家长对孩子"吃"的烦恼，推出各式各样的营养品、补品，花招百出。孩子的饮食，有这么困难吗？传递给我们的饮食信息究竟是来自厂商还是真正的专家？我相信这也是每一位家长心中的疑惑。

接下来的章节，我将会针对不同时期的儿童可能遇到的饮食问题，做简单的建议与整理。希望新手爸妈看完之后，能信心大增，也对您的孩子喂食问题更加得心应手！

1.第一时期（0～6个月）：母乳／配方奶

母乳的好处多多。举例来说，母乳可以减少婴儿感染症的几率，省钱、安全、营养均衡、脑部发育较佳、智商较高、减少过敏、减少儿童肥胖的几率等等，总之是很多，这里就不再赘述。

然而，很多妈妈在喂母乳时面临许多困难，弄得身心俱疲，宝宝也很痛苦。医生都会说，只有非常少数（约1%）的妈妈才会母乳不足，只要有恒心和毅力，喂母乳必定成功。但据我所知，很多妈妈已经非常努力，也苦撑了六个多月，母乳量依然不够宝宝喝，而因此沮丧或自责。我认为，现在女性因为平均生育年龄已经比过去高出五六年，30岁以上的产妇很多，加上职场的压力，母乳不足的百分比恐怕也比过去高出许多。如果您是其中之一，请不要难过或自责，这是很自然的现象。

我老婆生第一胎的时候已经31岁。她誓言要给宝宝喂母乳喂到一岁，而且因为有我这个专业人士在旁协助，她信心满满。没想到，不论怎么频繁地哺乳，奶量还是很少，她非常沮丧，家人都安慰她，这是很正常的。后来不得已加上配方奶，还是尽力亲自哺乳到宝宝六个多月大，中途并没有放弃，我们对这个结果已经很满意了。

◎喂母乳

喂母乳分为"追奶期"和"稳定期"。

宝宝刚出生的头几个礼拜，奶量还不稳定，这个时期就是追奶期。追奶期通常是宝宝一哭就喂奶，妈妈可能会辛苦一点，有时候甚至一个小时就喂一次。就一般状况而言，这个时期约在两周之内。此时，一天哺乳12～14次都是很正常的，妈妈必须要先有心理准备。有些人追奶期很快，三五天母乳就如喷泉般涌出，这些妈妈反而要担心的是乳腺堵塞和乳腺炎。反之，有些人追奶期长达两个月，一直很勉强才追得上宝宝的食量，这些妈妈也很辛苦。

☆我见过许多妈妈，喂奶的时候很紧张，延续时间长，不知何时该停止，导致睡眠时间太少，而醒着时还被强迫喝一些大补汤，像花生猪蹄汤、鱼汤、鸡汤。吃得压力大，母乳反而越来越少。

Q&A 问与答

要如何增加奶量呢？

A：简单的说有四个条件：母婴肌肤相亲，睡觉睡得饱，喝水喝得够，心情放轻松。

很多补品或饮品都号称有增加奶量的功能，然而据医学角度而言，这些食物的帮助真的不大。不如我提供一个增加奶量的方法——就是宝宝出生后马上与妈妈肌肤相亲，开始吸吮乳房，并且每天持续与宝宝有这种肌肤接触的"袋鼠护理"，会让妈妈的奶量更多。

喂奶如此频繁，妈妈要如何睡得好呢？

A：虽然说宝宝饿了就喂，但有些宝宝边吃就边睡着了，结果一餐拖到一个多小时，宝宝马上又饿了，结果变成一整天都挂在身上。

要解决这个问题，有两个方法：一个就是躺着喂奶，不要坐着喂，当宝宝睡着时，妈妈可以一起睡着，这是母乳协会建议的，他们说只要床不是太软，没有厚重的棉被，妈妈没有喝酒或吃安眠药，那么宝宝绝对不会被闷到。事实上，正在泌乳的妈妈因为荷尔蒙的关系，会很想睡觉，这是自然的现象，就放心地睡着没关系。

另一个方法是，每次喂奶时间不要超过30分钟，每一侧乳房约10到15分钟（有些妈妈单侧就够喝了）。如果宝宝吃几下就开始犯困，表示奶水流速太慢了，此时用手挤压乳房，可以帮助泌乳量大一点。15分钟后宝宝可以自己吃饱张嘴松开乳头，或者还没吃饱，将乳头从宝宝口中轻轻拔出，换一边继续喂15分钟。两边都吃完了，妈妈就喝一大杯温开水（或者任何汤、水都可以），翻个身倒头就睡，等宝宝又哭时再起来喂奶。如果，孩子马上啼哭，请家人先安抚宝宝，让妈妈睡一个小时以后再说。至于奶量丰沛的妈妈，也必须花时间挤奶与硬块，所以一定要留一些时间让自己休息好。

正在哺乳的妈妈一天可以喝到三千毫升的水，加上食物中的水份甚至可以摄取到四千毫升。这三千毫升可以是白开水，或是稀释的天然果汁，或是任何清淡的发奶饮品，都可以算在内。

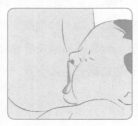

正确的含乳姿势：婴儿的上下唇都应该是外翻的，而且妈妈的乳晕几乎都被含入口中，这样才不会痛。

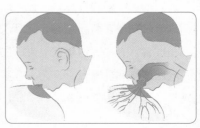

不正确的含乳姿势

等到奶量已达稳定期（通常是一个月之后），就可以开始固定每两三个小时喂一次，但四小时就太久了。白天如果已经超过三小时没有哺乳，而宝宝在睡觉，可以轻轻把他摇醒喂奶；夜间则可以允许连续五个小时不哺乳，不用摇醒宝宝。三个月大之后，如果宝宝的食量很好，又不会溢奶，可以延长到四个小时喂奶。

有的育儿书籍建议，宝宝出生后可以四个小时喂一次奶，但是这样做对于一些奶量较少的妈妈而言，一定会失败。要出生很快就四个小时喂一次奶，必须宝宝天生胃容量够大，又不会吐奶，妈妈本身又是奶量丰沛型的，才有可能一个礼拜就达到稳定期，这种组合可遇而不可求。

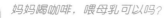

Q&A 问与答 妈妈喝咖啡，喂母乳可以吗？

A：相信很多妈妈是重度的咖啡饮用者。但人生中总有身怀六甲或是哺喂母乳时，每每走路经过星巴克或到便利商店买东西，那阵阵的咖啡香简直令人抓狂。究竟孕妈咪和哺乳妈咪可不可以喝咖啡呢？

网络上有关咖啡与孕妇胎儿健康虽然看似夸大，但有些的确是经过研究证实的。咖啡因经过胎盘跑到胎儿身上，或者经由母乳到三个月以下的新生儿，他们幼小的肝脏是无法代谢掉的。所以如果你是重度的咖啡瘾君子，怀孕期间和喂母乳期间恐怕无法像过去一样把咖啡当水喝了。综合各种研究结果，一般建议孕妇和哺乳妈妈的咖啡因摄取量是每天200毫克以下，超过这个浓度可能会增加流产的几率以及增加婴儿心跳与呼吸的次数。

另外，有此一说，怀孕期间由于咖啡因的代谢缓慢，孕妇血中咖啡因的浓度比较高，所以虽然喝同样量的咖啡，会比怀孕前还容易睡不着。不过，妈妈们可能会抗议，会不会影响自己睡眠，可不需要别人来告诉自己。

好吧，所以剩下的疑虑，就是宝宝的睡眠质量了。宝宝难免半夜起来啼哭，但次数可多可少，如果哺乳妈妈喝咖啡，可能会怀疑是咖啡因借着母乳被宝宝喝到肚子里，进而影响睡眠。

最近有一篇研究显示，其实一天喝一杯咖啡，似乎并不会影响宝宝的睡眠状况。这是一篇在巴西的研究，共有885位母婴参加，其中约有五分之一的妈妈每天喝超过300毫克的咖啡因，称为重度饮用者。然而，不论重度饮用者与否，他们所生的宝宝在三个月大以及一岁这两个时间点，几乎不会半夜哭闹。比较好奇的是，喝很多咖啡的妈妈，她们的宝宝大概已经习惯了血中的咖啡因浓度，所以，久而久之，可以呼呼大睡。

虽然如此，还是请妈妈们在怀孕期与哺乳期时少喝点咖啡吧！咖啡会影响铁质的吸收，而铁质正好是孕妇和婴儿最需要的矿物质，所以，虽满足了口腹之欲，可能得不偿失。另外，很多饮品都含有少量的咖啡因，比如说茶、可乐、能量饮料、巧克力等。这些食物的咖啡因浓度当然比咖啡少一半以上，但天天当水喝还是可能过量，危害胎儿与婴儿健康，请务必小心！

有妈妈跟我说："因为产假休完要上班，不能再亲自喂奶，所以要提早改用奶瓶装母乳喂食。"如果让宝宝过早接触奶瓶，可能会因此不肯吸妈妈的乳头。万一真的发生乳头混淆，妈妈会因为缺少宝宝的吸吮刺激而使奶量减少，最后不得已只好添加配方奶粉，那么就前功尽弃了。

因此，如果要让宝宝习惯瓶喂，至少要等宝宝一个月大以后再开始。另外，亲喂的母乳有"前奶"与"后奶"之分，亲喂的最后部分脂肪较高，容易让宝宝有饱足感。把母乳挤出来瓶喂并不是不可以，只是这有点像我们吃西餐，把前菜、主菜和点心全部丢到果汁机混合以后送上，似乎并不是很可口。

用奶瓶哺喂的婴儿长大后肥胖的几率比较高，即使瓶子里面装的是母乳也是一样。

喂母乳的宝宝不用喝水。拍嗝只是安抚作用，并不一定要听到"嗝"一声才肯罢休。有些特别会溢奶的宝宝我会建议拍嗝，可以减少溢奶的次数，其他的宝宝则不拍嗝也没有关系。母乳冷藏可以放三天，冷冻则可放三个月，但解冻后不可再冻回去。

Q&A 问与答　如何知道宝宝有没有吃饱？ ●●●●●●●●●●●●●●●●●●●●●●●●●●●

A：这是很多喂母乳的妈妈心中的疑惑。一般来说，如果宝宝（6天大之后的婴儿）每天大便3次，或小便6次以上，就表示吃饱了。另外，在正常的状况下，宝宝出生后体重会减轻，一直到14天大时，才会恢复到出生时的体重。如果出生后两周内恢复到出生时的体重，之后并持续增加，就表示宝宝吃饱了。最后一个指标，就是喷乳反射。一般妈妈在两三周后，奶量应该多到有喷乳反射才对。如果一直没有喷乳反射，表示奶量还不太够，仍需继续努力让奶量增加。

◎配方奶粉

刚刚说了一大堆母乳的好处，反之则是配方奶粉所没有的优点。配方奶粉里没有抗体，因此失去了许多母乳免疫上的优点。然而，还是有些状况会给宝宝喝配方奶粉。以下是一些可能的情况：

（1）宝宝出生后体重下降超过10％以上，可以稍微添加配方奶粉"挡一下"。母乳当然还是要继续哺喂。

（2）妈妈有艾滋病，或者正在化疗，或者服用一些特别的药物（请您与儿科医师确认是否能哺乳，不建议与其他非妇儿专科医师讨论）。

以下都不是使用配方奶粉的理由：

（1）觉得宝宝好像没吃饱？请勿凭感觉。分辨宝宝是否吃饱的方法在上文有叙述。

（2）黄疸？黄疸绝对不是停止母乳的理由！如果有任何医师或亲戚因为宝宝有黄疸而建议您"停止母乳，改用配方奶"，请不要接受。当然，暂停一两天是可以的，但还是要持续挤奶。

（3）吃母乳比较容易拉肚子？绝对错。正常母乳便本来就是稀稀的、黄黄的，并非吸收不良。

（4）其他误解：包括乳腺炎、感冒、吃感冒药，还有一大堆稀奇古怪的理由，大部分都不是停止母乳的原因。

现在高龄产妇越来越多，如果您已经很努力，然而乳汁依然不是很足，或因为其他不可抗拒的理由，那么可以使用配方奶粉。选配方奶粉的原则很简单：只要是大品牌的婴儿奶粉即可。网络上有很多以讹传讹的谣言，都是没有科学根据，比如说：

（1）某些牌子比较容易便秘，某些比较不会？此论点并没有证据。

（2）喝羊奶不容易过敏？完全没有根据，而且还比较贵。

（3）某些牌子添加某种营养素，或者添加益生菌，号称比别的牌子的好？事实上并没有这回事，也无从比较。

现在的婴儿奶粉，都必须符合世界卫生组织（WHO）的婴儿奶粉规范才能通过审查，也就是说，不管什么品牌，内容应该都大同小异。但是，还是避免食用没听过的小品牌为妙。

如果您的孩子有过敏现象，可选用水解蛋白奶粉。什么是有过敏现象？比如说喝奶后会有异位性皮肤炎或过敏性血便等等症状。但是这些孩子使用水解蛋白奶粉，只能"等于"母乳对于过敏的帮助，并不能"超越"母乳的效果；至于没有过敏的孩子，应该不需要使用水解蛋白奶粉，因为水解蛋白奶粉对于消化系统还是有些许的影响。水解蛋白奶粉选取的原则也是大品牌即可。有些厂商以水解程度来强调自己的优势。事实上，水解程度的标准各家厂商可能不一致，因此也无从比较，而且并非水解程度高的就比较有效。

根据研究，对牛奶过敏的宝宝同样也会对羊奶过敏。因此当遇到过敏的时候，羊奶并不在选择之列。

选好了配方奶粉，就依照奶粉罐上的指示，上面写怎么泡，就怎么泡。大致上，奶粉罐里的匙子有两种：一匙加30毫升开水的小匙，或一匙配60毫升开水的大匙。先在奶瓶加入滚烫七十度以上的水，然后加入适量的奶粉，拧紧摇匀后，在水龙头下冲凉，滴一滴在自己的手背上试试温度，不是太烫的话就可以喂了。

第一个月一天约喂6～8次（每3小时间隔），两个月之后可以改成一天喂5～6次（约每4小时间隔）。喂配方奶粉最怕的不是吃不饱，而是喂太多，因此千万不要强迫喂食。每天的总奶量平均约"150×公斤/体重"毫升，但仍要视宝宝本身的体质需要而定。奶量的算法应该是"加入的水量"，而不是"泡出来的刻度"，这点常常被误解。容易溢奶的宝宝则不适合强迫4小时喂一次，应该少量多餐，改3小时喂一次，并减少每次喂食的奶量。

如果您还没有放弃喂母乳，只是奶水真的很少，而新生儿体重又减得很多，想用配方奶粉挡一下，却不希望造成乳头混淆，怎么做呢？有一个方法，就是使用"婴儿喂食管"贴在妈妈乳房上，让他吸的依然是妈妈的乳头，喝到的却是补充的配方奶粉。如果以后妈妈的母乳又多了起来，回到纯母乳的阶段，就不再需要婴儿喂食管，宝宝也不会有乳头混淆的问题。婴儿喂食管的使用方法，请与小儿科医师讨论。

有些妈妈因为喂母乳失败，就一股脑给宝宝喝配方奶粉，将母乳完全停掉，这是没有必要的。就算没有办法纯母乳喂养，让宝宝两种奶搭配着喝，还是有某种程度上的好处，所以妈妈千万不要放弃啊！

2.第二时期（4～12个月）：添加辅食

在我的门诊，每当我建议宝宝四个月就可以开始添加辅食的时候，妈妈总是瞪大了眼睛，一副不可置信的样子。

有些妈妈半信半疑，但因为不敢忤逆医生的指示，只好以拖待变。

两个月后，我笑笑地问："有没有开始吃辅食呀？"妈妈腼腆地点点头。

"吃些什么？"我好奇地问。

"米精。"

"就这样？"我失望地叹气。

虽然WHO建议6个月大以上再喂辅食，然而我个人并不是很赞同。最近有新的研究发现，给宝宝提早吃辅食，可以增加对食物的耐受性，进而减少食物过敏的几率。根据我的临床经验，稍微提早吃辅食的宝宝，日后辅食添加的质与量，都比太晚才开始吃辅食的宝宝要好。当然，我并不是建议四个月就开始给婴儿吃大鱼大肉，而是要循序渐进。

我的经验是，只要错过4～8个月这段黄金时期，随着小孩越来越聪明，就会开始耍赖、闹脾气，添加辅食就会更困难。有些宝宝因此一直以奶粉为主食，导致体重停滞不前，甚至便秘、情绪不佳、常生病、抵抗力变弱等等问题，直到上幼儿园为止。

太晚接触辅食 喂食易失败

四个月大的婴儿会有吐舌反应，不可能吃得很好，如果等六个月大才开始尝试辅食的话，真正吃进均衡的食物大概已经七八个月大了。那时，孩子已经有自己的个性，懂得挑食，很容易喂食失败。在我的门诊里，就有不少孩子是因为太晚接触辅食导致喂食困难，有的甚至到了一岁多还只喝奶不吃东西。所以我建议，不管是否怀疑有过敏体质，等宝宝满四个月大，对食物产生兴趣，就可以给辅食了。

市面上有很多书籍以及网络上热心妈妈提供的辅食经验都很不错，只要有心研究，信息很容易取得。但是，因为每个家庭状况不尽相同，信息太多，家长反而不知从何开始，尤其是忙碌的双薪家庭，白天将小孩交给保姆或老人，事情又变得更加复杂。别担心！我的添加辅食的方法很简单。只要照着我的方法做，再笨的人（像我本身就不会做饭），也可以给宝宝很好的营养。

◎四到五个月——开始吃淀粉质

四到五个月时，可以尝试隔日宝宝买一盒米粉，泡适量的水或者母乳，在碗里打成糊状，就变成米糊了。选择一天的任何一餐开始，先不喝奶，用小汤匙给宝宝喂米糊，不要急，先看看他的反应。有些宝宝很快会吞咽，有些宝宝则要试一两周。没关系，反正先让他玩一玩。玩够了或者不想吃了，才让宝宝喝奶。这是第一步。

有些家长开始添加辅食的方式是"将米粉或麦乳精跟奶混在一起喝"，这是错误的做法。这样添加的米粉量只有一匙，热量很少，却让家长误以为"已经添加辅食了"，这完全没有训练到宝宝吞咽或咀嚼的肌肉。

开始摄取新食物的头几天，要注意观察。如果孩子嘴巴周围或身上有疹子、大便有血丝、拉肚子，有可能是食物过敏的反应。有的父母一看到孩子大便里有杂质，就紧张地跑来医院。在大便里看到红萝卜、玉米粒或糙米的壳，都属正常。所谓食物纤维是帮助肠胃道消化吸收，但不会真正被吸收，像糙米壳本来就要排出来。所以只要食欲好、精神好、屁股不红，大便没有刺激性的气味，就不用担心。

至于高过敏的食物，像鸡蛋，也是在宝宝四到六个月大的时候就可以开始尝试，没有必要延后。可以先让孩子吃蛋黄。

如果宝宝在尝试某一种辅食时过敏，就先停两周，等症状消除后再试一次，如果试了还是过敏，那表示现阶段孩子无法接受，可以等到一岁后再试试看。我自己的孩子，婴儿时期对黄豆过敏，只要加入豆类制品他就长疹子，两周后再试还是长疹子，现在他两岁多，最爱吃的蛋白质是豆腐。

◎五到七个月——开始增加食量和食物的种类

等到宝宝差不多五到六个月大，已经学会吞咽，并且您挑选的那一餐宝宝已经可以吃一小碗的米糊时，就开始增加餐数：一日三餐，都先吃米糊，再喝奶。时间究竟要早上几点？中午几点？晚上几点？我说，随便。只要家人能配合，几点都行，吃到最重要。

因为吃的量越来越大，就不用买米粉了，

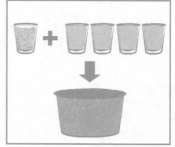

1、一杯糙米兑四杯水丢进内锅

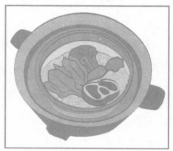

2、丢入两三种不同颜色的蔬菜（花椰菜、红萝卜等），和一份蛋白质（豆类、蛋黄、鱼或肉），外锅加满水。

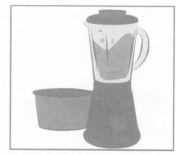

3、煮好之后丢进食物处理机打烂成泥

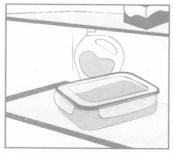

4、装进食物盒或冰块盒冰起来，就大功告成了！

直接熬粥打烂。如果宝宝不喜欢颗粒的感觉，就将熬好的粥放入榨汁机或食物处理机里，打成泥状。我建议吃糙米粥，会比白米好，因为糙米的壳非常有营养，对宝宝很好。

当三餐的米糊都可以吃到一定的量时，就可以开始添加新的食物种类了。比如说，这个礼拜想添加红萝卜，就将糙米与半截红萝卜用电饭锅煮熟，捣烂。

增加食物的种类以"一个礼拜增加一种"为单位，比如说第一周添加胡萝卜之后，宝宝没有起红疹、拉血便、食欲不振等情形，第二周就可以加第二样，比如花椰菜，加上红萝卜一起放到电饭锅里煮。这种做法又快又方便，营养也可以完整添加，我戏称之为"婴儿的分子美食"。

大概到了八个月大的时候，宝宝已经可以吃很多东西了，包括各种蔬菜、西红柿、洋葱、豆类、鱼肉、鸡肉泥、蛋黄、水果等等，只要没有过敏的症状，都没有禁忌。如果突然有明显过敏的迹象，当周所添加的食物就暂时不要添加，等宝宝一岁以后再试。

水果虽然是好东西，但是不需要一开始就添加。理由是它的热量不高，对生长发育帮助不大，只能提供纤维与维生素而已。每次使用我这种懒人电饭锅法制造辅食时，在电饭锅里放入两三种不同颜色的蔬菜（花椰菜、胡萝卜等），放一份蛋白质（豆类、蛋黄、鱼或肉），再加上糙米，营养就非常均衡了。

蔬菜煮久了会变黄，所以也可以另外清烫后，再跟糙米糊混合搅拌。当宝宝吃得意犹未尽，吃完还想要吃的话，下一次就可以给更多的辅食，奶量也会相对减少。

有时候我和太太实在很累，没有力气弄食物，或者出门在外比较麻烦的时候，就上网买现成的婴儿食品罐头。虽然大部分时间自己做饭比较有趣，但偶尔吃点外食（婴儿食品罐头），宝宝也是很高兴的。不过，最好不要常吃。道理很简单，把苹果打成泥状，再搁置15分钟，果泥就会沉淀、变黑，但为什么罐头食品的苹果泥就不会变黑？因为加了抗氧化剂。而不会沉淀是因为加了起云剂。抗氧化剂和起云剂不是不好，但毕竟属于食物添加剂，能免则免。

另外，很多妈妈添加辅食的时候担心不能吃海鲜、蛋白、花生粉等。事实上，并没有研究证明，不吃这些可能过敏的食物，就能防止过敏性疾病的产生。因此，我的建议是，不管什么食物都可以添加，只是一周添加一种，发生过敏就停止。

◎七到九个月——渐渐以辅食为主

这时候宝宝应该已经达到刚才所提的：三餐先吃辅食，才喝奶的阶段。随着宝宝食欲不断提高，从八个月大开始，就可以直接把吃得最好的那一餐断奶，也就是那一餐只吃辅食，不喝奶。原则上，八个月开始，可以每两个月断一餐奶。也就是，八个月大时少喝一次奶，十个月大时再少喝一次，大约一岁的时候，三餐都吃辅食就可以，不需喝奶。在一天中另外的时间喝两到三次就可以了。当然，奶量少了，从七个月开始，餐与餐之间，就可以开始训练宝宝喝水。

很多宝宝到了六个月之后开始厌奶，喝奶的量还不如六个月之前，请放心，这是正常的。如果您照我上述方法添加辅食，宝宝一天的奶量就算只有200～300毫升也无妨，剩下的水分由食物中摄取，或者另外喝白开水。

当您的辅食做出来之后，一定要自己亲口尝尝，如果淡而无味，可以加点盐，加点糖或加点橄榄油，都没有关系。很多人做婴儿食品都不敢加盐，不敢调味。这问题我请教过许多专家，不论是新生儿科医师或者小儿肾脏科医师，都给我同样的答案：幼儿的肾脏功能好得不得了，没有理由不能加点盐或调味料，当然适量即可。想想看，如果连做家长的您都觉得很难吃，怎么还要求宝宝把食物吃下肚呢？

问与答 给宝贝吃辅食是否可以加盐？

A：早产儿的配方奶粉本身钠离子含量很高，喝起来还真有点咸味。如果连早产儿的配方奶粉都可以加点盐，更何况是正常的婴儿辅食呢？

如果食物的口味还不错，宝宝还是不吃，有可能是食物搭配的颜色或形状不对。有些宝宝就是天赋异禀，不喜欢泥状食物，才七八个月大就想吃有颗粒、有口感的食物，如果宝宝想吃成人碗里的食物，只要不是强烈刺激性的，不妨顺着他。

如果宝宝四到六个月大时爸妈就开始给辅食，通常在宝宝八九个月大时就会吃得不错。如果原本吃得很好，却突然不吃了，那有可能是宝宝吃腻了，就要开始给一些较硬、具有口感的食物。

◎九个月到一岁

这个时期的宝宝可以开始尝试吃有一点点颗粒感的东西。食物放进榨汁机或搅拌机里，可以不用再打得很均匀，颗粒粗细没有限定，只要宝宝肯吃就没问题。有些小孩比较喜欢吃饭粒而不是粥状物。

以下是一位德国医师提供给九个月大德国小孩一天的饮食，一天三次辅食，喝两次奶（算两次半，有一次和谷物打在一起），跟我上述的观念很类似，简单明了。各位家长可以参考一下，再根据我们本土的食材加以改变。

第一餐（7:30）—母乳或配方奶粉

第二餐（10:00）—同第一餐

第三餐（12:00）—蔬菜＋马铃薯、碎肉泥，加点橄榄油

第四餐（15:30）—谷物水果泥

第五餐（18:30）—牛奶谷物泥

一岁的孩子就可以完全吃大人的食物了，此时我建议家长可以准备一把熟食专用的剪刀，不论是在家或是出门外食，可以帮孩子把合宜的食物剪成碎片再让他们吃，就很方便了。吃饭的时间可以开始跟大人三餐同步，活动量大的孩子，甚至可以下午增加一餐点心时间。如果食用辅食的量很大，记得要给小孩喝水。

年龄/时间	1	2	4	6	8	10	12	14	16	18	20	22	24
追奶期 （0~1个月）	喂奶	喂奶	喂奶	喂奶	喂奶	喂奶	喂奶	喂奶	喂奶	喂奶	喂奶	喂奶	喂奶
稳定期 （1~4个月）		喂奶		喂奶		喂奶		喂奶		喂奶		（喂奶？）	
淀粉类副食品 （4~5个月）		喂奶		喂奶		米糊、喂奶		喂奶		喂奶			
增加副食品种类 （5~7个月）		喂奶		米糊、喂奶		增加副食品 喂奶		米糊、喂奶		喂奶			
断奶一期 （7~9个月）		喂奶		副食品 喂奶		副食品、水		副食品 喂奶		喂奶			
断奶二期 （9~11个月）		喂奶		副食品 喂奶		副食品、水		副食品、水		喂奶			
断奶三期 （11个月~1岁）		喂奶		副食品、水		副食品、水		副食品、水		喂奶			
成长期 （1岁3个月）				自己用汤匙吃饭，用手抓食物									

Q 问与答 宝宝吃东西几乎都用吞的，好像没什么咀嚼的动作，这样可以吗？

A 答案是可以的。事实上，三岁之前，很多小孩吃东西都还是用吞的，别担心，他们的胃功能好得很。

3.第三时期（一岁之后）：喂食困难

以前，可能还会见到因为贫穷而营养不良的孩童。但在21世纪的今天，食物的取

得对大部分家庭来说，都已不成问题，反而是"喂食困难"成为父母的烦恼。

根据统计，约有20%～60%的家长反映孩子有挑食、吃太少或各式各样的喂食困难。年轻父母常以强迫喂食的方式试图改善问题，造成紧张与对立；老一辈的照顾者则采放任态度，让孩子自己挑选食物，导致营养不均衡或生长迟滞。

基本上，孩童喂食困难的诊断与处理牵涉到三个因素：孩童本身，照顾者的态度，以及喂食环境。这三个因素相互影响，如果要解决孩童喂食问题，必须三者同时检视才能真正找到症结所在。

喂食困难分为六种情形，除了最后两种因为慢性疾病，或忽视与虐待造成的喂食困难需要医疗协助之外，其他四种喂食问题，都可以借由父亲或照顾者的调整与配合得到改善。以下就让我简单介绍这类孩童的照顾方法。

◎父母过度担心

这类的孩子虽然体型较瘦小，但经校正父母身高的平均值后，整体成长是符合标准的，所有的疑虑皆来自父母亲过度的期待与要求。如果继续强迫孩童进食，不但会破坏亲子关系，还会让孩子转变为第三种"畏惧进食"的行为。

这种状况下，需要教育的应该是家长而不是儿童。爸爸妈妈可以比对儿童生长曲线，了解孩子的生长趋势。可以问问家里的老人，爸爸妈妈本身是否小时候也属于"慢熟型"的儿童。如果也是，就可以缓和对孩子慢熟的焦虑。家长要知道的是，一岁以下的宝宝可以长得很快，但是到了一岁以上，有时候一年只会增加两公斤左右，甚至三四个月体重都没有增加，这些都是正常的现象，不需要担心。此时家长若强迫喂食，只会让孩童产生进食恐惧症。他们会以哭闹、弓背、嘴巴紧闭等行为来抗拒进食，让亲子喂食关系更为恶化。

◎活泼好动的小孩，但胃口有限

这是一到五岁孩子喂食问题最常见的状况。这类孩子的特征是：吃东西不专心，容易被其他事物吸引，吃一两口饭就跑走，家长每次喂食都要连哄带骗，到处追着跑。家长处理的方法不管是放任的态度，或者是强迫孩童进食，结果都不好。这类孩子的主要处理方式是借由增加饥饿感和吃东西后的饱足感来促进孩子的食欲。

事实上，每个孩子脑部都有一个饥饿中枢，饥饿中枢会告诉孩子"饥饿的程度"，进而决定他应该吃多少东西。但是家长们皆倾向替孩子决定食物的多少，让饥饿中枢的功能被忽视。长期下来，孩子就以不肯吃饭作为无言的抗议。根本的解决方法就是将"吃多少"的主权还给孩子，家长只需要主导"食物的营养与热量"，这样约二到四周，孩子的食欲就会有所改善。

那么，我们该怎么做呢？这里提供六个方法供家长参考：

（1）训练孩子的饥饿感：如果孩子随时可以吃牛奶、磨牙饼、点心、果汁，这样他根本不知道什么是饥饿感。所以，我们应该让孩子了解什么是饥饿。定下规矩，一天除了三顿正餐与下午点心时刻以外，两餐之间不准吃其他东西，只能喝白开水。正餐时间让孩子坐在餐桌，将食物准备好。如果孩子选择不吃，20分钟内就把食物收起来，这餐就让他饿肚子没关系。您必须尊重他的选择，事实上，一天少吃一两餐，我保证对他也不会有什么伤害。让孩子感受饥饿，是训练孩子饥饿中枢最好的方法；当孩子了解饥饿感之后，他就会好好把握能够吃饭的时间。

（2）让他自己吃饭：当孩子一岁三个月到一岁半左右，已经会拿汤匙了，就让他学着自己吃饭。如果您还在替他拿着汤匙，面带微笑，口出"啊"声，试图骗取孩子一丝丝的同情，勉强张开尊口吃下那一点点食物，请停止这些举动吧！

吃饭时，将食物放在餐盘上，让他自己抓食物吃，吃多吃少，由他自己决定。儿童常常反复，一下希望独立自主，一下又期盼依赖感，有时想自己吃，有时又希望妈妈喂食。当他要你喂食时，喂一下没关系，而当他不想要你喂时，就让他自己吃。

（3）弄一盘切丁的熟食或水果，让孩子自己决定想吃什么，想吃多少，也可以训练孩子手指的小肌肉。切丁的小食物有两个条件：第一就是要软硬适中，太软抓不起来，太硬又可能会呛到。第二个是大小适中，最好是孩子抓起来可以直接放到嘴巴里的大小。举例来说，煮熟的苹果丁、红萝卜丁、花椰菜丁、马铃薯丁等等，都很好。一般来说，八到十个月以上就可以开始让他吃这种切丁餐，孩子有一边游戏一边吃饭的愉快感。最重要的是，他认为自己主导着这一餐。

（4）不要给孩子准备太多食物：太多的食物让孩子倒胃口，因为他无法吃完这么多东西，会有挫折感。最好弄个大盘子，里面只有少许的食物，让孩子全部吃完，满足他的成就感；如果他还饿，跟您讨食物，就再分给他多一些。另外，不要跟您的孩子赌气，故意每一餐都放他最讨厌的食物（比如您认为很营养的花椰菜），这样好像在挑衅一样，孩子会放弃吃那一餐，反而更糟。

（5）每天喝奶的次数降为一次以下。

（6）吃饭气氛要愉快：这点非常重要！别开电视、别吵架、别讨论严肃的话题，更不要在孩子面前讨论他不肯吃饭的问题。孩子吃完不需要称赞他，吃不完也不要责怪他，让他知道吃饭是为自己而吃，而不是为了取悦父母而吃。如果家人都吃完了，剩下孩子还没吃完，若他不想再吃，就把桌子收拾干净，吃饭时间就结束了。千万别把孩子一个人留在餐桌上，撂下一句"没吃完不准给我下来"之类的话，这样只会把情形弄得更糟糕。

吃切丁食物不但会让宝宝觉得很有乐趣，又可以促进手眼协调。不一定要用汤匙，只要让孩子吃饭没有压力，弄得满地也无所谓，孩子喜欢玩就让他玩。这个阶段的孩子有时候吃饭会不专心，对周遭的兴趣远大于食物，这时父母应该扮演引导的角色，让宝宝找回吃饭的乐趣。

◎畏惧进食

这些孩子可能曾经被强迫喂食，出现过被呛到、噎到或呕吐等等非常不舒服的情况，所以可能对吃东西表现出明显的畏惧。另外有些是孩子曾经经历过鼻胃管喂食，在换回经口饮食的过程中，没有经过好的喂食技巧训练所导致的。

这时候家长必须停止强迫喂食，并且利用孩子在放松或爱睡的时候喂食，减少孩童畏惧的敏感度。另外也可以改变喂食的器具，比如说孩子很怕奶瓶，可以改用杯子或汤匙等等。至于曾经使用过鼻胃管的孩子，必须咨询复健科正确的喂食技巧，改正喂食方式。

◎选择性挑食

儿童挑食的问题，解决方法其实是很类似的。挑食的孩子吃的食物量可能很够，热量也足，只是不肯吃某一类型的食物，比如说蔬菜或者是肉。每次吃饭的时候，他们就把讨厌的那一道菜推到盘子边缘，不肯吃。如果家长强迫他们把东西吃下去，孩子可能会有作呕的状况，甚至真的吐出来。

有时候挑食的原因，是因为扁桃腺肿大，呕吐反射过度敏感，因此碰到大块的食物，或者太硬的食物，就会想吐。既然孩子不是故意的，知道这个状况之后，以后可以烹煮较软的食物，或者将食物切成小块。

遇到挑食的孩子，最忌就是跟他硬碰硬。基本上，很少食物是不能被取代的，比如说不爱吃肉，那么有鱼、蛋、豆类，都可以提供足够的蛋白质。又比如说不爱吃蔬菜，那么水果当中纤维含量较高的柑橘类、葡萄、猕猴桃，各色各样的水果都可以提供几乎足够的营养。顺着他喜欢的食物，寻找营养均衡的组合。

另外，要训练孩子吃他讨厌的食物，可以不定时提供一点让孩子再度尝试，但只是要让他有这个机会而已，不一定要强迫他食用。等孩子心情好的时候或哪一天玩得很High时，也许突然间就觉得食物没那么讨厌。反正不要心急，一般孩子从不喜欢到喜欢，大概要试30次以上。若孩子肯尝试，此尝试可能还要重复10～15次，他才可能真正接受它，千万不要性急。就算孩子吃了那一小口，也不要表现得特别高兴，压抑一下您的感情，保持中立态度，才不会给孩子太大的压力。

不要跟挑食的孩子谈条件，比如说吃颗花椰菜就给你布丁之类的约定。有些妈妈心里焦急，时不时地就警告孩子挑食的坏处，尤其在用餐时啰哩叭嗦，让吃饭的气氛变得非常不愉快。还有一种刚刚提过的不好的状况，就是家人都吃完饭，留下一个孩子在饭桌暗自垂泪，面对一小碟不爱吃的青菜，孩子不肯吃，父母不肯让步，就僵持在那里。这些适得其反的做法都是非常要不得的，不要让吃与不吃这件事，成为您与孩子之间的隔阂，更不要让它成为孩子控制您的武器。

总而言之，面对挑食的孩子，就是"诱导但不强迫，尊重孩子的喜好，寻找替代食物，情绪保持中立"这四个重点。

◎遭到忽视或虐待而营养不良

这种孩子是真正的营养不良，大多是由于照顾者不尽责与忽视所导致。或者照顾者或孩童本身有精神方面的疾病，无法正常生活。孩子通常各项发展都比较迟缓、体重下降、免疫力差、并且营养不良。

◎因慢性疾病影响食欲

孩子因为慢性肠胃疾病、皮肤病、自闭症或其他身体疾病而影响食欲。这样的孩子要治疗其根本的疾病才能解决，需要专业的医师评估后，依照病情做进一步处理。

☆孩子为何吃不好饭

1. 父母过度担心。

（1）孩子的胃口好像有限，但事实上营养需求已经足够。

（2）出生时就瘦小或者是早产儿。

（3）孩子虽然瘦小，但对应父母平均身高，属于正常范围。

2. 活泼好动的小孩，但胃口有限。

（1）孩子活泼好动，但是很少有肚子饿的迹象，对吃东西兴趣不浓，比较喜欢玩耍以及与人互动。

（2）孩子吃一两口就饱了，而且进食的时候容易分心，很难乖乖坐在餐桌上。

3. 畏惧进食。

（1）孩子对于喂食表现出明显的恐惧，一看到食物或奶瓶就哭闹，拒绝张开嘴巴等行为。

（2）曾经经历过不愉快的喂食经验（如，噎到或通过鼻胃管喂食）。

4. 选择性挑食。

（1）孩子因为某些食物的气味、质地、外观或温度，产生抗拒而不吃。

（2）除了食物以外，对于其他感官也有同样敏感与挑剔的状况，如，声音、身上的饰物、光线等等。

5. 遭到忽视或虐待而营养不良。

6. 因慢性疾病影响食欲。

4.营养均衡

营养均衡是保证婴幼儿健康成长的关键。3岁以内的宝宝，对营养的需要在质和量方面比任何时期都高，因此父母很有必要了解一下幼儿需要的各种营养素。人体需要的营养素大约有40多种，大致可分为7大类，即：蛋白质、脂肪、碳水化合物、无机盐、膳食纤维、维生素和水。

蛋白质是生命的物质基础，是促进宝宝正常的生长发育、健全肌体结构不可缺少的主要成分。如果供给不足，会引起营养不良、贫血、抗病力降低等。除了肉和鱼之外，豆类、乳制品，蛋类、和粮谷类，都是蛋白质的很好来源。

脂肪能提高食欲，利于脂溶性维生素的吸收和利用，其中包括对生长与免疫力最重要的维生素D。脂肪也是脑部发育重要的元素，另外对肠胃道的蠕动也有帮助。因此千万不要给孩子吃的食物都用众烫或清蒸，一滴油也不加，这样是不好的。

碳水化合物是人体必需的能量来源，孩子的食物五成以上是以淀粉质为主。

膳食纤维能促进肠蠕动，改善肠道菌群，调节血糖、血脂代谢。谷类、薯类、根茎类、蔬菜和水果是膳食纤维的主要膳食来源。

无机盐包括钙、磷、镁、铁等，是组成机体和参与机体内水盐代谢、维持酸碱平衡的重要营养物质。

　　维生素存在于食物中，人体不能正常合成，需要量也很小，但各有特殊的生理功能。很多营养学专家会提醒大众食物中含有哪些维生素，比如说胡萝卜和深色蔬菜中含有维生素A；动物肝脏，蛋黄中含有维生素D；谷类、豆类和干果类则富含维生素B1等等。这些信息都相当正确，但请谨记本段落的第一行："维生素存在于食物中，需要量也很小"，最怕家长过度解读，害孩子摄取过量，反而伤身。

　　水是组成机体比例最大的成分物质。没有水的话，人类将无法维持生命活动。

　　婴幼儿时期的宝宝，消化功能不断完善，活动量逐渐加大，对营养物质的需要不断增多。因此，父母要花点心思懂得变通，不论食物贵贱，要让孩子吃得开心，但又摄取到均衡的营养。

　　达到均衡营养其实很简单，跟我婴儿期使用的"懒人电饭锅法"的逻辑完全相同。

　　（1）淀粉、蛋白质、蔬果是营养的三大支柱。儿童的食物营养中，淀粉占50%，蛋白质占30%，蔬果占20%。

　　（2）三大支柱自由变化。很多妈妈问我，孩子不肯吃米饭，怎么办？我总是笑笑地说，不吃米饭，那就吃面条呀！不吃面条，那还可以吃芋头、地瓜、通心粉、全麦面包、粗馒头、土司、发面饼、大饼，难道都不吃？只要有孩子喜欢的，就算有淀粉了。蛋白质也是一样，不吃肉，那么可以用鱼、蛋、豆取代。不吃蔬菜，可以用水果、西红柿、洋葱等等取代。总之，千万别死脑筋。

　　（3）粗食永远比精致食物好。刚刚提到的膳食纤维和维生素，有些家长不知道要从哪种食物摄取，告诉各位，粗食里最多。吃白米不如吃糙米，吃白面不如吃杂粮面或荞麦面，吃白面包不如吃全麦面包，那些糙米、全麦的粗壳，就是最好的膳食纤维和维生素来源。

　　（4）别忘了盐和油。身体没有盐，等于没有水。盐份把水留在身体里，我们血液循环才通畅。另外，油脂的重要性刚才已经提过，想想看婴儿喝的母乳冰过之后，上面浮着厚厚的一层油，就知道油对于婴幼儿是多么不可或缺了。

　　（5）均衡的眼光放远一点。有时候一餐因为食材的关系，口味不佳或是孩子心情不好，会无法同时给予孩子均衡的营养三大支柱。这时候家长千万不要焦虑，眼光要放远一点。只要一天当中有摄取到，就算是一餐吃饭，一餐吃蛋，一餐吃蔬菜水果，那也无妨，也已经达到均衡的目的了。

（6）一天可以吃到六餐。古语："要想小儿安，三分饥与寒。"宝宝的肠胃容积小，一次吃不了多少食物，但宝宝的活动量大，很快就会饿。很多父母怕麻烦，希望宝宝一次多吃点，就不停地给宝宝喂饭。这样很不好，容易造成宝宝积食，不愿意吃东西。其实，做到：先饥而食，先渴而饮，饥不可太饥，饱不可太饱，就好了。我甚至建议家长一天定六个吃饭时间，每次给的量不需要多，这样大家都轻松许多。

（7）千万别乱补。别乱给孩子吃补品，否则，可能造成宝宝内分泌失调，假性性早熟、加重原有病症、中毒、引发消化道疾病、过敏反应、智力下降等。市面上没有一种营养品是正餐以外还需要补充的，请注意，是"没有任何一种"。所以，除非有医师专业的指示，不然这些钱不只白花，还有可能得不偿失。

如果您接收到太复杂的营养信息，比如说食物要保持酸碱平衡，寒热温凉平衡，五味杂陈，有粗有细，食前忌动，食后忌静等等如修炼般的规矩，请直接忘记它们吧！轻松当爸妈，规矩太多，可轻松不起来了。

第二节 长高长壮身体棒

补钙、补铁、补锌，大家都在补，我的孩子怎么可以落后？谁也不想自己的孩子长成"豆芽菜"，可是补了就能长高长壮身体棒么？未必。

想孩子身体棒，真正需要做到的是：均衡的营养、充分的睡眠，及适当的运动。

1.微量元素——够还是不够？

人体必需的微量元素有钙、铁、锌、镁、铜等，它们均参与人体内酶的生理活性，对人体的发育成长必不可少的。然而这些元素既然被称之为"微量元素"，表示身体需要的量不需要太多，在正常的食物中就可以吸收到足够的量，不需额外补充。

全世界有关微量元素不足影响儿童发育的研究，都是在有粮食危机的落后国家进行。如果您身处的地区并没有粮食不足的问题，那么表示只要按照我本章节的饮食建议，您的孩子就不可能有微量元素缺乏的困扰。

◎补钙

从来就没有一个世纪像现在一样，对于"给儿童补钙"这件事情如此疯狂与热衷。很多人认为婴幼儿时期，宝宝骨骼发育非常迅速，对钙的需求量比较大，因此能够提供的钙质越多越好，这是很大的迷思与误解。这世界上没有一个研究显示，摄取较多的钙质，就能长得又高又壮。钙质只是骨骼的成分之一，所谓的骨骼强健，并不是越多钙越好。有一种罕见的疾病叫做"骨质石化症"，患有此病的人骨骼中钙质太多，骨骼硬得不得了，结果反而常常骨折，因为这样的骨骼一点弹性也没有。

中国瓷看似很硬，摔在地上一下子就粉碎了；竹子风一吹就弯腰，但搭起简单的茅草屋却不会断裂。这个道理想明白，就不会再有人拼命补钙了。

 关于补钙的问答

Q：人家说牛奶里的钙质多，所以才能让孩子长高，难道是假的？

A：牛奶里不只有钙质，也有蛋白质，脂肪等营养素。一岁以上的孩子一天只需要喝200～300毫升的牛奶，钙质就已经足够其体内所需，多出来的，就都从尿液中排出了。

根据研究，要让孩子长得高又壮，饮食中就是适量的肉、适量的脂肪、深色的蔬菜以及全谷类食物。但其实最重要的还是基因，甚至兄弟姊妹的基因也可能不同，结果也就大不同。篮球明星林书豪在家排行老二，哥哥弟弟都跟他吃一样的东西，偏偏他硬生生就高人家一头，你说气人不气人？

Q: 那我的孩子有没有可能是那少数缺钙的患者？

A: 如果您的孩子从婴儿期就张力不佳，有抽搐、发展迟缓的问题，那的确有可能，请到医院做详细的检查。

Q: 所以您的意思是完全不需要吃钙片或钙粉？

A: 是的，完全不需要。钙的吸收除了靠饮食之外，很大一部分是借由阳光的曝晒以及适量的运动。阳光让皮肤的维生素D活化之后，可以帮助肠胃道吸收钙质。但是吸收进来的钙质如果没有借由运动，就不会跑到骨骼里，而是从尿液排出了。因此"阳光、食物、运动"才是强壮骨骼的三大法则。

Q: 那么食物中除了牛奶之外，还有哪些含有钙质呢？

A: 除了牛奶之外，虾皮、动物软骨、海带、芝麻、豆类、粗杂粮含钙丰富。对小婴儿而言，母奶中的钙虽然含量不多，却比其他食物都好吸收，请善加利用。

有研究显示，多吃深绿色与深黄色蔬菜，最可以帮助儿童降低脂肪含量与增加骨密度，因为这些蔬菜里的碱化矿物质含量比较高，比如说钾离子。另外，精致的肉食可增加骨密度，但也同时增加脂肪含量，优劣各半。而油炸食物则只会增加脂肪含量。

有助于骨骼生长的食物有：全麦面包、全麦粉、花椰菜、菠菜、胡萝卜、红薯、番茄（酱）、禽类（非油炸）、牛、猪、花生（酱），还有种籽类食物。

◎补锌

除了补钙之外，近年来"补锌"也蔚为风潮，凡是食欲不振、抵抗力不佳、发展迟缓、妥瑞氏症，什么症状都跟锌扯上关系，事实上，跟"补钙"的逻辑相同，只要您所生活的地区并非营养匮乏的贫民窟，一般食物中摄取的锌就已足够，不需要额外补充。

母乳的初乳中锌含量较高。宝宝每天每千克体重需0.3～0.6毫克锌。肉类、鱼类以及其他海产品类等食物含锌元素较丰富。许多网络上散布缺锌的表现，都是在营养不良快要饿死的孩子身上才算数，家长不可望风捉影、片面地判断宝宝缺锌，盲目给宝宝补锌。

◎补铁

铁日需要量10～15毫克，母乳中的铁吸收率高达50%。对于4个月以内的婴儿来说，一般不需要补铁。因为婴儿出生后体内有储备铁，可以逐步释放以供机体所需。4～6个月的宝宝，如果没有缺铁性贫血，您只需要给宝宝吃含铁丰富的食物就可以了。一般而言，营养均衡的膳食中的铁就足够其生长发育的需要。对于患缺铁性贫血的宝宝，要在医生的嘱咐下补充铁剂。

铁剂常见的副作用有胃部不适、恶心、呕吐、腹泻等。为减少铁剂的副作用，可以改变服药的方法和次数。餐前服用铁剂胃肠道反应常较大，可以将铁剂改在餐后服用，如果副作用还是较大，可以与牛奶、果汁或其他食物同服。一般，一岁以下的宝宝较少有胃肠道反应，可试着将全天的剂量在早餐前半小时一次给予，可增加铁的吸收。此外，还可以间歇补铁，即每三天或每星期补铁一次，每次剂量不变。

富含铁的食物有动物血、肝脏、猪肾、瘦肉、鸡胗、蛋黄、大豆、黑木耳、红糖、坚果类、谷物、菠菜、扁豆、豌豆等。而植物中的植酸、草酸以及茶叶中的鞣酸会阻碍铁的吸收。

2.睡觉与睡眠

很多爸妈在孩子1岁之前都被小孩搞得心力交瘁，原因无他——宝宝的睡眠时间真是难搞！这里有一些关于婴儿睡眠常遇到的问题跟大家分享。

首先，我们要知道大部分的婴儿可以达到的睡眠目标：新生儿大概连续睡四五个小时不喝奶已经是极限了；而两个月大的婴儿当中，有50％可以连续睡七八个小时不喝奶；四个月大的时候，大部分的婴儿都可以达到连续睡8个小时不喝奶。然而，亲自喂母乳的婴儿，可能会拖到五个月大，才能达到这个目标。

如果您想要顺其自然地让宝宝变成好吃好睡的孝子孝女，那么，祝您好运，毕竟这是可遇而不可求的。小孩好的睡眠习惯可能可以自然形成，然而很多却是需要训练的。这里有一些方法供父母们参考。

◎新生儿（小于两个月大）

（1）趁宝宝想睡，但是仍然醒着的时候，就把他放在床上。这是最重要的一步。如果孩子睡着的时候是在吃奶，他醒来的时候就期望是在吃奶；如果孩子睡着前最后的记忆是在妈妈怀里，他醒来的时候就期望在妈妈怀里；如果半夜醒来时不如预期想象的环境，宝宝就会哭。所以趁宝宝还醒着的时候，就要将孩子放在他该睡觉的地方。刚放下的时候，宝宝可能会哭，那么可以抱他、摇他，等他情绪稳定，但仍然要在还没睡着之前，就将他放在床上。久而久之，当宝宝半夜醒来的时候，就可以自己再睡而不会哭闹了。

（2）在白天的时候多陪宝宝玩，多抱抱他。在宝宝4个月大以内可以尽量抱他们、宠他们，尤其是有肠绞痛毛病的婴儿。白天多抱孩子可以增加他的安全感，减少哭闹的几率。但是上一个建议还是很重要，当宝宝想睡的时候，还是要让他在床上睡着，即便是睡午觉也要训练。

（3）不让宝宝在白天连续睡超过3小时。当宝宝睡超过3小时的时候，轻轻地摇醒他，跟他玩一会儿，把宝宝一天中最长的睡眠时间留到晚上。

（4）如果奶量已经很丰沛，尽量把白天喂奶的时间间隔拉到两小时以上。不要宝宝一哭就喂奶，应该先了解他目前需要的是什么——可能是想睡，可能是不安全感，可能是太热，也可能是尿布湿了。当然，母乳比较少的妈妈在前一个月需要密集的吸乳刺激，可能没办法做到这点，必须稍微忍耐一阵子。

（5）半夜喂奶要速战速决。新生儿前几个月难免半夜要吃奶，妈妈这时候可以不开灯、不聊天、不摇宝宝、不唱歌，就是哺乳。

（6）如果宝宝没有特别需要，半夜也不要换尿布。当然，如果宝宝有尿布疹或者不舒服，必须换尿布的话，要用个小手电筒速战速决。

（7）除了频繁哺乳的时期之外，可以试着不要让宝宝跟你睡同一张床。睡同一张床，父母也会因此睡不好。将宝宝的床靠在大人的床边即可。

（8）最后一餐要在爸妈快要就寝之前喂，比如说10点或11点。最好在睡前两小时让宝宝玩耍，不要睡觉，然后喂完最后一餐就让他睡个开心。

有些孩子非常没有安全感，睡在自己的房间里会很害怕，并且哭超过半小时，这样的孩子硬要他单独睡眠是很残忍的事。如果您的宝宝是这种个性，可以暂时仍和爸妈睡在同一间房间，但还是要训练他睡在自己的婴儿床里。重点是，白天要多陪他玩，多跟他互动，才能建立安全感。

◎两个月大

（1）可以开始试着让宝宝自己睡在另一个空间。比如说用个帘子把床隔开，让宝宝有自己的睡眠空间。如果宝宝单独睡在一个房间，要让家长听得到他的声音。

（2）开始减少半夜那一餐的奶量。如果是用奶瓶喂，开始试着减少30～50毫升左右的奶；如果是喂母乳，把喂食的时间减少。期望在四个月的时候，就可以减到零。

◎四个月大

（1）试着停掉半夜喂奶。四个月是个关键的时期，如果在这段时期内戒不掉半夜那一餐，将来可能就很难戒掉了，所以试着半夜不要喂奶。如果宝宝哭，可以拍拍他，暂时不喂奶，看看他的反应。有些喝母乳的宝宝在四个月的时候没办法戒掉半夜喝奶，那么至少五个月的时候要戒掉。

（2）不可以让宝宝抱着奶瓶睡觉。这个月龄的宝宝已经会抓奶瓶，很多妈妈觉得宝宝自己喝奶好可爱。然而抱着奶瓶睡觉会让奶瓶变成宝宝的安慰娃娃，半夜醒来时没有奶瓶就会不安而大哭。

（3）宝宝半夜哭闹时，不要太紧张。有一本育儿书曾经开玩笑地说，只要确定床上没有蛇，就可以离开了。意思就是你可以带个手电筒进去房间或拉开摇篮的帘子，确定孩子好好的，环境没问题，那么拍拍他，不要讲太多话，也不要把他抱起来或强压在床上。停留一分钟就可以离去，让孩子适应睡觉时间。

◎六个月大（开始有分离焦虑感）

（1）宝宝这时候需要玩偶了。有个玩偶让他抓着可以减少分离焦虑。

（2）宝宝睡觉的时候，把门打开，让他知道父母都还在附近。

（3）白天的时候，如果要与宝宝分离时（如上班前），要给他足够的抚抱与安慰。

（4）半夜的分离焦虑如果哭得太严重，可以搬张椅子坐在宝宝的摇篮旁，握着他的手。但还是不要把他抱出来摇，也不要讲太多话或开灯。当宝宝平静下来后，父母再安静地离开。

在此，我要花一点篇幅来探讨趴睡这件事。最近有几本很不错的育儿书，都非常适合家长阅读，但唯一让我担忧的就是鼓励趴睡这件事。事实上，趴睡是西方的传统，而东方婴儿本来都是以仰睡为主的。1992年，美国儿科医学会强力推行婴儿仰睡时，许多美国老一辈的医师都反对这项改变，认为这违反了婴儿的天性。他们不知道，当时在东方国家，仰睡才是婴儿主流的睡姿。下降幅度高达40％。同样的结果在纽西兰、澳洲、英国等地，也都被证实。

婴儿趴睡或仰睡，其实是个人习惯问题。有些宝宝喜欢仰睡，有些宝宝喜欢趴睡，有些怎么睡都行。折衷的方法是，如果您的宝宝是喜欢趴睡的，那么等他睡着以后，再将他翻过来。可以使用婴儿包巾捆住他，让婴儿更有安全感，也让您帮他翻身时比较容易。

宝宝的安全应该是放在其他一切顾虑之前，而不是担心头形好不好看等旁枝末节。仰睡其实也可以帮宝宝的头左右轮流摆放，就不会让后脑勺越来越扁。另外，纯趴睡的孩子将来牙床也会比较窄，正好反映了为什么以前美国小孩的牙齿几乎都需要矫正的理由之一。

此外，婴儿监视器已经证明是一种无效的做法，并不能降低婴儿猝死的几率。

◎一岁以上

(1)建立一个睡眠仪式。所谓的"睡眠仪式"就是在睡觉前有一连串的活动。比如说：刷牙、尿尿、讲故事、关灯。每天都坚持，可以让孩子形成习惯。要注意的是，睡眠仪式不是像电影一样讲故事讲到孩子睡着，不，一切的仪式结束时，孩子照理说应该还是醒着的，只是犯困而已。

(2)一旦上了床，就不能任意地离开。有些孩子会在床上蹦蹦跳跳，或者尿尿两三次，或者问一大堆问题、讲一大堆理由来拖延睡觉时间。不要发脾气，但也不要回答任何的问题，坚定地让孩子知道睡觉时间到了是没得讨论的事情。如果孩子又跑出房间，把他抱回床上，关灯，不要讲过多的话。

（3）当孩子半夜被噩梦惊醒，可以在床边陪伴他一阵子，让他安定下来。不要让孩子看电视，很多孩子的噩梦来自白天电视的剧情。

每个孩子的睡眠模式不一样，需要的睡眠时间长短也不一。父母应该给予孩子足够的睡眠纪律，才能开开心心地教养孩子长大，而不把自己累垮。希望我简短的文章可以帮助没时间研读太多书籍的父母。

根据研究，睡眠仪式并非完全有效，差别在于爸妈是否和孩子互动。有些爸妈将睡眠仪式当做例行公事一般，讲故事时自己讲自己的，完全不理会孩子的反应，这样的睡眠仪式使孩子在整个过程中不能始终如一地专心，效果依然很差。

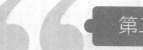

第三节 适量运动快乐多

大家都知道，生命在于运动。除了吸收均衡的食物营养和保证充足的睡眠时间能让宝宝身心健康之外，还要让宝宝适量地进行户外运动。婴幼儿时期，宝宝的户内和户外运动会使宝宝不同的身体部位处于积极活动的状态，调动宝宝的多种感官一起运动，促进身体各个系统的生长发育，特别是对孩子的运动系统和神经系统。在运动中，宝宝运用各种感觉器官（眼、耳、鼻、舌、皮肤等）获得的经验是孩子认识周围环境和事物的直接途径以及提高自我保护能力的间接方法。

这里主要讲户外运动。研究显示，户外运动好处多多，是室内运动不能取代的。户外运动感觉比较舒畅，更有活力，舒压效果比较佳，也比较不会忧愁与生气。户外运动的人对于运动过后的感觉比较满足，也比较愿意改天再去运动一次。至于为什么会有这么不同的结果，有待未来的研究进一步证实。然而，身为感染科医师的我，马上想到了户外运动的另一大优点——增强免疫力。

我读过一篇文章，一位医师认为维生素D和免疫力有直接的关系，而维生素D又因为日晒而活化，因此日晒应该与免疫力相关，而且可能跟流感病毒的免疫力相关。维生素D的最好的来源就是晒太阳！一天只要晒太阳20～30分钟，就有10000IU的维生素D被活化。

记得我上初中的时候，只要下课铃声一响起，我必定抱着篮球冲到球场，跟同学来个三对三或者单挑。一天七节课，我每节下课都跑，皮肤晒得黝黑黝黑的。有时候老师延迟下课，跑到球场只剩两分钟玩的时间，但即便是投篮投一两个球，我也觉得过瘾极了。我的导师向我父母反映这个状况，他说如果只是一天一次还好，但像我这样每一节下课都打球，真的是太夸张了。不过我告诉各位，我从来没有在课上打过瞌睡。到了高中，我还是一样有球必打，妈妈嫌我"黑干瘦"，吃也吃不胖。当时我也很好奇，每天运动量这么大，上课为什么都不会打瞌睡呢？

后来，我看了一本书，解决了我多年的疑惑。原来，运动可以让大脑活化起来，增强记忆力、专注力以及学习的效率。非常有可能那每一节下课的运动，就是让我上课清醒的最大原因。当然你可以质疑，就算是记忆力短期增强，并不代表学业成绩就会好，这两件事并不见得相关。

但有事实证明，运动才是提高学业成绩的最好方法。中度到强度的规律运动都被证明对于学业成绩的提高会有帮助。所以，培养长期而规律的运动习惯是让学习稳定进步的关键。别迟疑，不管您的孩子现在是几岁，就从今天开始吧！

户外运动是宝宝亲近阳光和空气，与大自然接触的最佳途径，还能满足宝宝的爱玩、好动与探究的本性，能使宝宝充分发挥想象力、动手能力和创造力，有益于宝宝的身心发展。

对月龄小的宝宝来说，家人可以用手推车把宝宝带到户外，让宝宝呼吸新鲜空气，晒晒太阳。当宝宝能坐稳之后，家长可以让孩子荡秋千。再大一点，可以让宝宝在倾斜度小的滑梯上玩，领着他散步，和他一起玩耍、嬉戏。

父母可以根据不同的季节和境况带宝宝到户外游戏、玩耍。例如，风和日暖的春季，玩球；炎热的夏天，玩水；凉爽的秋季，捡落叶；寒冷的冬季，打雪仗、堆雪人等。

在外出的路上，父母可以引导宝宝在生活环境中找到书本上所学的字、词、符号、标识等知识。这不仅提高了宝宝的观察能力，加深了理解和记忆力，还让宝宝体验到了成功感，会更加激发宝宝的学习兴趣。

父母可以利用宝宝到户外活动的时间鼓励他主动与其他小朋友交往，培养宝宝的爱心，让宝宝懂得与其他小朋友分享、互助等。

在户外运动中，宝宝难免会发生一些意外，如摔倒、碰撞。这个时候，父母可以借机培养孩子的自我保护意识和能力，告诉宝宝怎样避免身体受伤等。宝宝到了户外，有时候会玩得很疯而不愿意回家。所以，父母需要注意的是要据宝宝的体质和身体状态掌握宝宝的运动时间，根据季节增减衣服，给宝宝带上水和点心、毛巾、湿巾、卫生纸和替换的衣服，及时给宝宝擦汗、远离汽车尾气等。

第4章

孩子生病了！

- -

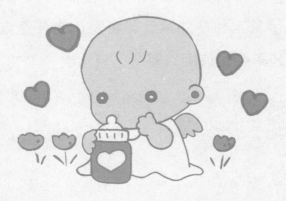

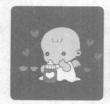

第4章 孩子生病了！

第一节 免疫力

身为儿科医师，每天面对最多的莫过于生病的小朋友了。现在，每个孩子都是宝，一旦生病了，家长难免忧心如焚，一方面希望孩子赶快康复，一方面也想知道我已经做得很好了，既合理科学地搭配宝宝的一日三餐，又经常带宝宝到户外运动。可是，为什么宝宝还是会生病呢？要怎么预防呢？

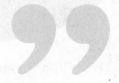

宝宝生病的的原因中，80%属于感染症，而感染的形成必须有两个巴掌才拍得响：第一，是入侵的感染源（比如说细菌或病毒）；第二，在于自身的免疫系统。如果入侵的感染源很强，那么不管抵抗力多强的孩子都可能会生病；但是如果只是比较弱的病毒细菌攻击人体，如果平常建立强的抵抗力，就可以让孩子免于生病之苦。

从宝宝到幼儿，抵抗外来致病性微生物的能力比较弱，容易受到各种病菌的侵害，发生各种感染。根据研究，学龄前的孩子每年可发生8～13次的呼吸道感染，换算起来几乎每个月都有病毒入侵的可能。尤其是上了幼儿园，进入团体生活之后，各式各样的病毒更是蜂拥而上，令人防不胜防.

病毒细菌的存在是我们无法掌控的，因此很多家长问我："要怎么增强孩子的免疫力？"如果上网搜寻"增强免疫力"这几个关键字，您可能会得到各种不同的建议，比如说益生菌、维他命、人参、绿藻等等补品。这些补品通常不便宜，买起来经济负担又大，究竟有没有效果，家长也看不出个所以来。难道增强孩子的免疫力，一定要花大钱吗？别担心，这里让我传授各位几个增强孩子免疫力的省钱妙招！

1.喝母乳

母乳里富含各式各样增进免疫力的因子，免费又方便，绝对是增进免疫力的最佳省钱妙招！

2.接种疫苗

接种疫苗绝对是最有效，也是最简单的产生某些特殊免疫抗体的方法。虽然自费疫苗价格不菲，但光是免费的疫苗，就已经足够让孩子得到很多的保护。

3.吃糙米与全麦面包

没钱买益生菌？没关系，我们多吃益生质，给我们自己肠道内的好菌天天吃补！市场上有很多人工的益生质补品，其实我们不需要花大钱也可以得到，像糙米、全麦面包都是很好的天然益生质。

4.吃深绿色蔬果和鱼

这几年有关维生素D的话题非常多，因为免疫学家发现维生素D不只可以强化钙质，还可以提升免疫功能。有些厂商马上做起维生素D补充品的生意。其实，维生素D在日常生活的食物中俯拾即是：花椰菜、菠菜、红萝卜、各种深绿色或深黄色的蔬果。鱼类也是富含维生素D的食物。只要每天都吃一些，不但免疫力可以提升，还可以强化骨质。

5.天天出去晒太阳运动

吃了维生素D，也需要阳光来活化才有作用。我们的皮肤只要接受到阳光的照射，就会活化维生素D，这更是一毛钱都不用花的免疫增强法！每天带孩子出去晒晒太阳，保证少生病多健康！

6.不要太早让孩子上学

小孩的免疫力还不足的时候，就把他放在病毒肆虐的团体当中，等于是把一只绵羊丢在狼群里让他自生自灭。我建议至少三岁以后再让孩子上学，如此一来就算是生病了，身体也比较有能力来对付这些病菌。

7.不要相信广告的夸大效果

省钱妙招最重要的就是，不要再花钱买这些效果夸大的补品。通常这些补品都会走审查比较宽松的食品路线，然后将某些实验室的研究夸大成对人体也有效果。这世界上有非常多的物质都可以在实验室里增强免疫力，但是吃到人体里就未必了。尤其说到剂量，实验室里的细胞那么小，人体细胞数目却是这么庞大，也许这个物质对人体有效的剂量是"一桶"，但是厂商卖你的却是"一颗"，只是杯水车薪。

相信我，不需要花大钱，增强孩子的免疫力其实是很简单的。就从今天开始，多带孩子到阳光下走走吧！

根据我的了解，其实网络上已经有很多与疾病相关的文章，随便搜寻就唾手可得。然而，我发现这些文章经常以医生的角度来描述疾病，使用许多医学专有名词，一般的家长真的很难看懂。

基本上，大部分的妈妈并不想知道流行病学，也不想知道某种细菌的纲目科种等太专业的信息，应该只是想了解"怎么照顾"和"如何预防"两件事吧！不是吗？所以我的文章，将尽可能提供这两个方向的内容。虽然不可能尽善尽美，但至少让大家轻轻松松地阅读，不再因为孩子生病而焦虑。

1.发烧

小儿发烧是家长最常遇到，也是最令家长担忧的问题。接下来我简单地介绍发烧问题，希望能让父母对小儿发烧有更好的了解，也更不会害怕。

◎发烧的定义

（1）发烧的定义是肛温（或耳温）≥38度；口温（包括奶嘴温度计）≥37.5度；腋温≥37.2度。

（2）六个月以下的小孩用耳温枪可能不准，但可以当做参考，再用肛温确认。

（3）如果父母觉得小孩摸起来比平常热，请不要忽略您的直觉——有74%真的是发烧喔！赶快用体温计确认一下吧。

（4）一般婴儿的体温比大人还要高，如果穿太多，或洗完热水澡，或天气较热，有时候会上升至38.5度。若怀疑是假性体温上升，您可以让孩子安静一个半小时之后，再测量一次。

◎发烧的原因

（1）几乎来到医院的发烧病童，90%以上都是病毒感染引起。只有极小部分是细菌感染以及其他疾病引起的发烧。

（2）请注意：长牙不会引起发烧，长牙真的与发烧无关。每次看门诊的时候，我都需要一直重复这句话，希望家长能改正这个不正确的观念。

◎病毒感染引起的发烧

（1）会感染人类的病毒有上千种，大部分都无法验出。然而，会致命的病毒几乎都已经有疫苗，剩下的病毒只有少数会造成比较大的伤害（如肠病毒71型）。

（2）很多病毒，如流感病毒、轮状病毒、腺病毒、肠病毒，都有可能造成发高烧。

（3）病毒感染发烧大部分在3～5天会自然退烧。病毒没有特效药，大部分也没有抗病毒药物，等孩子产生抗体之后自然就会退烧。

◎面对发烧的正确观念

（1）发烧并不是造成伤害的原因：发烧只是孩子生病的症状，去找引起孩子发烧的原因才是重点，退烧不是绝对必要的选择。

（2）温度高低并不等于疾病严重度：孩子退烧时的活动力好与坏才是疾病严重与否的重要指标。但是不可讳言地，体温若超过40度，细菌感染的机会的确稍微高一些。

（3）发烧不会烧坏脑袋：此错误观念已经深植人心，常常造成医病沟通困难。过去的人认为发烧会烧坏脑袋，是因为以前发烧的孩子很多是得了脑炎、细菌性脑膜炎等。这些人是因为脑炎才坏了脑袋，并不是因为发烧本身。我举个简单的例子，一个肺炎的孩子发烧再怎么高，也不会坏了脑袋；反之，一个脑炎的孩子不管发烧几度，脑袋都会有危险。这样的说明希望读者可以理解。另外，只有约4%的孩子在发烧时会有热痉挛的现象，那是体质问题，并不是每个人高烧都会发生。即便您的孩子发生热痉挛，只要抽搐时间在数分钟内，也不会造成脑部伤害。

（4）发烧是好事情：发烧可以提升免疫系统的效能，大量退烧药反而会降低免疫力，使病毒更不易被杀死。

◎正确照顾孩子发烧的方法

（1）多喝水，但不需要强迫他。少量多次地喂水，冷热不忌。

（2）既然发烧是好事，就不需要轻易退烧。退烧的目的是让孩子舒服，一般而言，39度以上孩子才会感到不适，

☆再次重申，破四旧观念：
发烧不会坏脑袋；
长牙不会发烧；
不要轻易退烧；
精神不佳快就医。

此时再退烧即可，但状况因体质而异。孩子若安安稳稳地在睡觉，没有不舒服哭闹，就不需要将他吵醒强迫喂退烧药。

（3）退烧药介绍：最常用的小儿退烧药有美林(布洛芬混悬液)和小安瑞克（布洛芬颗粒）。用法与用量以及禁忌等说明书上有详细介绍。如果家长仍不放心，购买时可咨询医师如何服用。

（4）只有退烧药"真正"具有退烧的效果。其他辅助的方式，如退热贴、冰枕、温水擦拭等，都只是让孩子舒服一些，并不会对中心体温有任何的影响。

（5）退热栓并没有医学根据。只有当孩子呕吐不能吃药的时候，我才会使用退热栓。使用退热栓，烧退得快，烧起来更快，宝宝常常因此畏寒发抖。大部分的儿科专家都建议：药物还是口服最安全，肛门栓剂并非不能使用，但少用为妙。

（6）小孩手脚冰冷时穿多一点，小孩冒汗时穿少一点，勿反其道而行。

（7）错误的照顾：酒精擦拭、使用阿斯匹林、疯狂地使用退热栓、逼汗。

2.热痉挛

很多人应该已经知道热痉挛不是什么大问题，但是身为父母，看到自己孩子抽搐的恐怖模样，恐怕还是一刻也无法忍受。这里我提供一些美国小儿科医学会的标准照护建议，供爸妈们参考。

首先，我们要知道热痉挛与体质、基因有关，是有家族遗传性的。也就是说，并不是小孩体温烧太高就会热痉挛，必须拥有这个体质的孩子，发烧时才会有热痉挛。热痉挛的体质在孩童中的比例大约2%～5%，发生的年龄约六个月到五岁之间。热痉挛首先一定要合并发烧，有发烧才叫做热痉挛，没有发烧而抽搐只是痉挛而已。热痉挛进一步分为简单型与复杂型，顾名思义，简单型比较容易解决，复杂型则相对困难些。

简单型热痉挛的定义是：

（1）发作时间少于15分钟；

（2）两手两脚对称性地全身抽搐，包括眼睛上吊、嘴唇发紫；

（3）在24小时内只发作一次，没有复发。

一个六个月到五岁的孩子，发生简单型热痉挛，没有其他脑炎或脑膜炎的危险，也没有代谢性疾病，这样的热痉挛是很温和，也很安全的，几乎所有发作的孩子都可以正常地发育与长大，完全不需担忧。

 关于热痉挛的几种问答

Q：热痉挛会不会影响孩子的智商？孩子将来会不会变成羊痫风（癫痫症）？

A：不会影响智商。事实上，有热痉挛与没有热痉挛体质的孩子，将来变成癫痫患者的几率是差不多的，有对热痉挛的孩子来说，几率只稍微高一点。

Q：热痉挛发作的时候该怎么处理呢？

A：有三个原则请家长谨记：第一：保持镇静。仔细观察孩子的症状与发作的时间。第二：不要在孩子的嘴巴里乱塞东为了预防复发，很多家长会在孩子发烧时，密集地使用退烧药。很可惜的是，根据研究，使用再多的退烧药也无法防止热痉挛的发生，有经验的家长应该可以感同身受。因此，若孩子有热痉挛体质，不需要每次发烧的时候都使用大量的退烧药，这是错误的做法，因为会复发的人依然会发作。

另一个方法是当孩子发烧时，使用抗痉挛的药物预防发作，这样的作法则是证实有效的。然而大家想必知道，抗痉挛药物基本上与安眠药一样，一定会有些副作用。美国儿科医学会认为："简单型热痉挛本身安全无害，反而是

西，这样做只会让您自己的手受伤，或者让孩子的牙齿断裂。第三：让孩子的口鼻畅通，将衣服解开，或将可能堵住口鼻的物品移开。发作的时候计算一下大概的时间。如果是复杂型发作，要赶快送医；但若是简单型发作则不用太紧张，到医院让医生检查一下，主要是寻找发烧的原因。大部分简单型发作不需要做脑波检查，除非发作三次以上，才会安排脑波确定是否有其他脑部问题。

Q：热痉挛会不会复发？

A：有可能。一岁以前发病的孩子，会有50％再发的几率；一岁以后才发病的孩子，则有30％；然而如果已经发作两次，那么约一半的孩子会发作第三次。

抗痉挛药物可能有一些副作用，因此不建议常规使用抗痉挛药物预防热痉挛"。原则上由医师决定。

若是使用安定片，在发烧的时候就口服预防热痉挛，效果可以从30％的发作频率减少至10％，但也不是完全有效。另一种方法是当孩子热痉挛发作的时候，脱下裤子给予安定的塞剂，灌到肛门里，可以提前停止痉挛。这两种方式都不会给孩子额外的好处，唯一的好处是让家长松一口气，焦虑减轻，当然这也很重要。

过去我们称反复抽搐的病人为"羊痫风"，这是很不尊重人的称呼。现在我们一般是说"癫痫病人"，或者更尊重一点，新的称呼是"伊比力斯症病人"。这样，不会让人联想到"疯"或"癫"这样的字眼。

3.撞到头

几乎所有小孩都撞过头。撞头是很正常的事：五六个月刚会坐的时候向后倒，一岁会走了向前倒，坐椅子往前翻、往后翻，每天都有家长为了这些撞头事件就医。有别于成人，观察零到二岁宝宝的身体结构比例，可以发现其头部因整体发育与比例关

系，所占比重大于其他身体部位，也因此，当小孩发生从高处跌落、碰撞等事故伤害时，头部着地的几率会较高。

不过，爸爸妈妈可别担心，因为新生婴儿头骨尚未完全密合，在脑脊髓液的保护下，只要不是过度猛烈撞击，就算是从180厘米以下的高度自然跌落，也很少造成严重的头部伤害。事实上，一些严重的脑部受创的病例可能都带有"一时失控"的家庭暴力成分存在，只是没有被揭露出来。

孩子跌倒之后，请只需观察三件事：

1. 孩子有没有昏倒？

2. 有没有外伤？包括流血、瘀青、血肿等等。

3. 三天内有没有持续呕吐、走路不稳、头痛欲裂、意识不清？

这三个指标决定了您的宝宝是否有脑部的伤害，如果三者答案都是"没有"，那么家长就可以高枕无忧，不需要做进一步的检查。

上述三个危险迹象，如果孩子有暂时性的昏倒，表示可能引起了脑震荡，需送至医院做检查。至于外伤或流血，必须用干净的纱布或毛巾压迫止血10分钟，并送到急诊处理伤口。呕吐症状则比较难判断，因为很多孩子撞到头之后都会有轻微的呕吐，可能是由于惊吓或者害怕的缘故，但是若发现孩子越吐越严重，则小心可能是脑压上升的迹象，要赶快就医。另外，大孩子会自己说"头痛"，也是一个需要小心的症状。头部撞伤后两三天，绝对不可以私自给孩子吃止痛药，除非是医师允许使用。

撞到头之后，如果都没有上述危险迹象，该怎么处理呢？首先，让孩子躺着休息一下；如果他想睡，就让他睡吧。孩子睡着后三个小时内，家长最好不定时地察看他，观察有没有任何异常。三小时内只能给孩子喝流质的食物，以免呕吐，让症状变得复杂。

在意外发生后接连两天的夜晚，为了避免脑部慢性出血未被家长察觉，每四小时要把孩子摇醒，看看他的意识是否清楚。此外，还要观察他眼神与动作。这种晚上查勤的举动，只要两个晚上都没事，就不用再做了，更不需要每个小时都把孩子叫醒，这样很残忍。

三天后都没有异状，警报也就解除，未来也不会再对脑部有任何影响，因此别再问医生"小时候曾经撞到头，现在会不会有后遗症"这种问题啦！

至于颈椎和腰椎，有些家长看到孩子脊椎往后摆动，就紧张得要命。这里告诉爸爸妈妈们，只要没有外力击打脊椎，绝对不可能伤害到里面的脊髓，更不可能造成瘫痪。唯一可能伤害儿童脊椎的，就是坐车时没有使用汽车安全座椅，颈部前后剧烈摆动。除此之外，在没有外力的加速之下，孩子的脖子再怎么用力甩动，也不可能造成瘫痪！

4.结膜炎（红眼症）

所谓的结膜炎，就是眼白的地方出现红色的血丝。结膜炎有四种：病毒性结膜炎；刺激性结膜炎；过敏性结膜炎；细菌性结膜炎。这四种结膜炎虽然一般家长不容易分辨，但是除了细菌性结膜炎之外，其他三种都不会影响视力，所以也不需要太紧张。

怎么样分辨最严重的细菌性结膜炎呢？

第一，眼白的部分会泛红；

第二，眼睛的分泌物会多到睁不开，这是最重要的两个迹象。如果眼睛只有一点分泌物，那就不算是真正的细菌性结膜炎。细菌性结膜炎通常会先只有"单侧"，但是过几天可能传染到另一边，也可能会双侧都感染。总之，若是孩子的眼睛很红，分泌物又多又黏，而且一开始只有一只眼睛有症状，就表示可能是细菌感染，该去看医生了。

病毒性结膜炎常常合并感冒的症状，通常感冒好了，眼睛的症状也就好了。病毒性结膜炎最严重的就是柯萨奇A24型（肠病毒的一种）引起的"急性出血性结膜炎"，虽然出血看起来很恐怖，但是几天后就会自然痊愈。点眼药水对于病毒性结膜炎的病程没有太大帮助，但是冲洗眼睛的确有舒缓症状的效果，用生理盐水就可以达到目的，每两个小时冲洗一次，睡觉的时候就不需要了。

刺激性结膜炎的发生，就是小朋友揉眼睛，把脏东西揉进去刺激结膜，造成红眼的症状。一般，刺激性结膜炎在四五个小时内会消失，拖太久表示刺激物还没有排出，可以用生理盐水或干净的温水冲洗眼睛，连续五分钟，应该就可以把脏东西洗

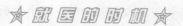

出。若仍无法排除，就必须找眼科医师帮忙。

过敏性结膜炎最不容易治疗，通常合并过敏性鼻炎，并且会反复发作。过敏性结膜炎要用眼药水或口服抗组胺才能控制，同时也要治疗过敏性鼻炎。

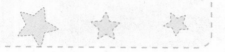

在台湾，因为肠病毒儿童病例特别多，加上政府倡导有方，大部分的家长与幼儿园老师对肠病毒有基本的认知与了解，然而也有许多的误解。错误的观念有哪些呢？

◎误解一：肠病毒会有肠胃道症状

事实：大错特错！肠病毒共有60多型，然而造成肠胃症状的肠病毒非常少。之所以叫做"肠"病毒，是因为病毒感染的途径会经由肠胃道进入人体，而不是疾病会造成肠胃道的症状，以后就不要再问医生"小朋友拉肚子，会不会是得了肠病毒"这种问题了喔！

◎误解二：嘴巴上有一个破洞，一定是得了肠病毒

事实：肠病毒的口腔溃疡，一般家长是不容易看到的。肠病毒的溃疡破洞是长在上颚与咽部，通常比较深。至于长在嘴唇上或长在嘴唇外面，都不见得是肠病毒。虽然口腔溃疡不容易看到，但是家长可以从较大的孩子抱怨喉咙痛或者较小的孩子突然一直流口水，可以发现生病的征兆。

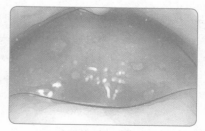

肠病毒的口腔溃疡

◎误解三：咽喉一定要有破洞，手脚一定要有疹子，才是肠病毒感染

事实：每一种感染的临床表现不可能都一样。"手足口病"是比较众所皆知的症状（手、脚和口腔内都有水泡或皮疹），而"疱疹性咽峡炎"则只有口腔内有水泡或溃疡，手脚则无。另外，有些肠病毒只会造成发烧与皮疹，或者突然发生头疼与呕吐的无菌性脑膜炎，还有上一节所提到的急性出血性结膜炎等等。因此，不见得每个肠病毒感染的孩童，都有典型的手足口症。

◎误解四：肠病毒很容易致命

事实：大部分肠病毒都不可怕，目前只有肠病毒71型是引起严重症状几率较高的一型，其他型别的肠病毒几乎皆可以自然痊愈。遗憾的是，没有任何一位医师，可以直接用肉眼看出您的孩子得的肠病毒是否为71型。目前已经有一种新的快速筛检可以验出病人是否感染肠病毒71型，但仍在试验评估中，将来普遍使用后，应该可以让家长更加放心。然而，就算是肠病毒71型感染，五岁以下的孩童也只有1.5%~3‰的病例会变成重症。年龄越大，几率就越低。由此可知，肠病毒实在没有那么恐怖。当然，有少数的肠病毒重症的个案是由71型以外的型别所造成的，比如说柯萨奇B型肠病毒。

所谓肠病毒重症，就是病毒没有乖乖地待在黏膜，反而跑到脑干或者心脏这两个重要的器官，造成脑干失调或心脏失调，进而引发后遗症甚至死亡，如果发生了重症的迹象，越早就医对病童越有利。

爸爸妈妈们在家照顾感染肠病毒的宝宝时，应该注意下列四个早期重症迹象：

（1）体温正常时，孩子仍嗜睡、意识不清、活力不佳、手脚无力。

（2）夜眠时，肌跃型抽搐连续超过8次（类似受到惊吓的突发性全身肌肉收缩。）

（3）不只一次的持续呕吐。

（4）体温正常时仍呼吸急促、心跳加快。

如果没有上述四个重症迹象，表示病毒还在安全的区域，就不用担心会有重症或死亡的危险了。单纯"手足口症"或者"疱疹性咽峡炎"的病童，照护上最重要的就是补充水分，避免孩子因为喉咙疼痛不喝水而导致脱水。冰凉的饮食比较容易被孩子

接受，比如说冰淇淋、布丁、冰牛奶等，这时候都可以尽量给予，不需要限制。

◎误解五：小孩发抖就是肠病毒重症的肌跃型抽搐征兆

事实： 肌跃型抽搐征兆发生的时间是在快睡着的时候，而且发生不只一次。如果是发高烧的时候发抖，大部分是因为发烧畏寒所引起，这种绝对不是肌跃型抽搐。

◎误解六：肠病毒早点住院就不会恶化

事实： 肠病毒并没有特效药，所以轻症住院并不会提早痊愈。因此，除非是已经有肠病毒重症的前期征兆或者小孩因不肯喝东西有脱水的迹象，才需要住院。

希望纠正了上述六个对肠病毒的常见误解之后，家长们对儿童肠病毒感染更能处之泰然，而非紧张兮兮。人类是肠病毒唯一的传染来源，主要经由肠胃道（换尿布或上厕所沾染到含病毒的粪便）或者呼吸道（飞沫、咳嗽或打喷嚏）传染，亦可经由接触病人皮肤水泡的液体而受到感染。在发病之前一两天即有传染力，通常发病后一周内传染力最强、之后病童可持续经由肠道释出病毒，时间长达8～12周之久。因此，病童居家休养的时间通常只有一周，之后回到幼儿园或学校，此时，仍要做好个人清洁，才不会不小心又传染给别人。

肠病毒的预防方法只有勤洗手，而且要用肥皂冲水搓洗。洗手液对肠病毒效果不佳。儿童玩具（尤其是绒毛玩具）是传播媒介之一，要经常清洗消毒。幼童的照顾者（如保姆、爸爸妈妈）与接触者也应洗手，以免自己成为媒介传播给其他小孩。

肠病毒流行期若要执行消毒，必须用稀释一百倍的漂白水，擦拭在可能的表面，才能有效杀死无生物体上的肠病毒飞沫。对于常接触物体表面（门把、课桌椅、餐桌、楼梯扶把）、玩具、游乐设施、寝具及书本做重点性擦拭消毒，清洗完毕的物体可移至户外，接受阳光照射，这些都是正确的消毒方法。

肠病毒流行期，在电视上常常可以看到幼儿园老师或者清洁人员拿着消毒剂到处乱喷。其实，室内环境根本不应该大规模喷药消毒，更没有任何抗病毒的气雾机可以杀死室内的病毒，这些都是白费工夫，还是要认真地用漂白水擦拭消毒才有效。

6.感冒与流感

所有的大人小孩都曾经感冒过。所谓的"感冒"其实就是上呼吸道感染，由病毒所引起的。这些病毒种类多如牛毛，少说也有上百种不同的病毒，包括鼻病毒、冠状病毒、流感病毒、副流感病毒、腺病毒等等。

Q问与答

黄医师，每年新闻报导的"流感"和"感冒"到底有什么不同呢？

A：其实啊，"流感"特指流感病毒所引起的上呼吸道疾病；至于其他病毒引起的上呼吸道疾病，我们就叫做"感冒"。

以前的人不知道感冒有这么多种病毒，他们觉得有一种感冒特别严重，会发烧、咳嗽、全身无力，甚至引发肺炎，所以他们称之为流感，以区别于一般感冒。现在我们知道，流感病毒是造成流感的元凶，也的确是比较严重的上呼吸道感染。但我们也知道，除了流感病毒以外，其他病毒的感染也是很凶悍的，比如说SARS。

不管是轻微感冒还是严重流感，孩子多少都会有咳嗽、流鼻涕的症状。下列有一些常见的误解，让我来帮大家纠正一下。

◎误解一：感冒早点吃药才会好

事实：感冒不管吃药不吃药，都会好。吃药只是缓解症状，让感冒那几天身体舒服一些，并无法缩短疾病的天数。唯一有缩短病程效果的抗病毒药物是一种叫做"达菲"的药丸，顾名思义，只对流感病毒有效，对其他病毒是没有效果的。所以，如果孩子非常抗拒吃感冒药，每次又哭又闹又呕吐，不但没有让他更舒服，反而增加他的痛苦，就不要再给他吃药了。

◎误解二：感冒咳嗽要抽鼻涕或者拍痰才会好

事实：抽鼻涕或拍痰，都不会让感冒早点痊愈，也不能预防感冒变成肺炎。抽鼻涕可以让病童鼻子比较舒服，但也只是暂时的。我个人认为，抽鼻涕这种事情在家处理就可以了，跑到诊所去抽，不但增加孩子的恐惧，而且会伤害到呼吸道黏膜，实在不是很好。

我遇过很多孩子，本来不怕看医生，因为去诊所抽了一两次鼻涕，吓得要命，从此看见白袍就像是抓狂一样，使劲儿地哭，奋力地逃跑，我看了很心疼。这样对孩子的心理发展实在不是很好。

另一个误解就是拍痰。小孩咳嗽，医生习惯会说："回家多拍痰。"拍痰有效吗？事实上，拍痰只有对没有力气的早产儿或者卧床的老人才有帮助。正常的孩子患感冒、支气管炎、咳嗽有痰，拍与不拍结果都一样，对疾病的缓解没有任何帮助，也同样不能预防感冒变成肺炎。我认为，如果孩子很享受您给他拍痰的时光，觉得很舒服，那么拍痰就是一件好事；反之，如果拍痰的时候，宝宝又哭又闹，只想逃跑，那拍痰不但一点意义也没有，甚至会给孩子造成心理的创伤。请记住，医学伦理第一条原则就是：切勿伤害。强迫孩子抽鼻涕或拍痰，没有任何好处，却可能造成伤害，这就是不应该的。

如果看到孩子的鼻孔已经被鼻屎或黏鼻涕塞住，要在家帮孩子清除，方法很简单，就是往孩子的鼻孔里滴两滴生理盐水，揉一揉鼻子，等一分钟鼻屎鼻涕软化以后，再用吸鼻器或棉签清理鼻孔里的分泌物和脏东西就可以了。生理盐水就是隐形眼镜使用的那种即可，如果家里没有生理盐水，可以用一杯水加上半茶匙的盐取代。不要怕往去鼻孔里滴食盐水，再怎么说，这也比用管子伸进鼻孔里好太多了。

误解三：鼻涕要常常擤出来，不可以吸回去

事实：鼻涕擤出来，跟吸回去，结果是一样的。吸回去的鼻涕，就算里面有病毒，经过食道，就被胃酸杀死了。擤出来的病毒，还要担心手部卫生没有做好，传染给别人。当然我知道吸鼻涕不是很有礼貌的动作，但是用力擤鼻涕，也会引发中耳炎，两者虽各有利弊，我可以忍受没有礼貌一点的做法，毕竟人不是天天都在感冒。

误解四：黄鼻涕就要吃抗生素

事实：首先必须了解一个重要的观念——抗生素只能杀细菌，不能杀病毒。刚刚说过，感冒是病毒感染，因此，使用抗生素是错误的。注意喔！"黄鼻涕"绝不等于细菌感染，也不等于鼻窦炎。

综合以上，感冒时不一定要拍痰，不一定要抽鼻涕，不一定要擤鼻涕，也不需

要吃抗生素，那该怎么处理呢？答案是：多喝水，多休息。如果肯吃点药就吃，不肯吃也无妨。观察孩子的精神活动力、食欲，以及咳嗽、流鼻涕的频率。如果有下列症状，可能是有第二波的细菌感染，才需要看医生：

（1）发烧超过3天。

（2）精神突然变差。

（3）呼吸开始变喘（可能已经变成肺炎）。

（4）黄鼻涕超过10天（可能变成鼻窦炎）。

（5）耳朵疼痛（可能变成中耳炎）。

不管发生肺炎、鼻窦炎或者中耳炎，都无法事先预防，所以也不用自责"是否太慢就医"，或者"如果提早吃药会不会比较好"，这些都是庸人自扰。如果发生细菌感染，好好治疗就会痊愈，面对它就可以了。

误解五：着凉会感冒？

期待已久的宝宝出生了，一同照顾新生儿的婆媳却大战数百回合，第一个争执点，就是"穿多穿少"的问题。

"穿多一点，才不会着凉！"婆婆说。

"妈，别再给添加衣服了，你看他都热到满头大汗了！"媳妇心疼地大叫。

为了穿几件衣服、半夜会不会踢被子、流汗是否吹到风、用多少度的水洗澡……两代之间甚至夫妻之间，整日剑拔弩张、争论不休，就是怕孩子伤风感冒。到底古人流传下来的"着凉会感冒"是否合乎科学呢？

事实上，就连西方传统医学也认为"冷"和"感冒"有某种程度的关联。不过现代医学不应该是老前辈说了就算，必须通过研究来证明。早在1968年，美国的学者找来44名志愿者，给他们喷一剂含有"鼻病毒"的精华液，然后分成两组：一组是享受32度的温泉，另一组则被丢到4度的冰柜里。经过数天的观察，专家们记录大家感冒的状况和抽血的结果。最后结果显示，泡温泉和睡冰柜的结果并没有什么差别，不论是发病率还是症状的严重度都差不多。这篇文章刊登在掷地有声的新英格兰医学杂志，做出"着凉不会加重感冒"的结论，这个争议自此似乎拍案定夺了。

直到2005年，有研究者不信邪，再次做了一项研究。这次他们不喷病毒精华液了

（医学伦理上也已经不允许这么做），直接请90位学生脱下鞋子、袜子，在10度的冰水桶里面泡20分钟，另外90位学生则什么都不做，在旁边看热闹。回家以后，这些学生每天要为自己的症状评分，有没有鼻塞、流鼻涕、咳嗽等等。五天后，脚浸冷水的同学中有13名感冒，没浸冷水的则有8名，如果以症状评分的话，浸冷水组感冒的症状平均比没浸的高了将近两倍。原来，着凉真的会增加感冒几率呀！

好啦，现在一比一平手，大家各说各话，究竟该听谁的呢？

从这两篇相隔40年的研究，我们倒是可以得到几个有用的线索：第一，如果有病毒直接喷到你的鼻子里，不管你有没有着凉，都会感冒的。也就是说，感冒还是要有病毒感染才会发生，如果把人放在一座无菌无病毒的冰柜，他只会失温，并不会因此而感冒的。你要是问我怎么证明，问问爱斯基摩人就知道啦！如果光是着凉就会生病，那么他们应该早就灭种了。

第二，如果一个人已经感冒了，病毒量已经很多，此时再来泡温泉保暖，并不会让生病比较快痊愈。所以当孩子正在发烧的时候，就别再帮他盖棉被了，穿少一点，透透气，这样比较舒服！

第三，在日常的生活中，适当保暖可能是重要的，但也不需矫枉过正。有专家对于"着凉会造成感冒"这现象的解读是，因为人每天都会接触到各式各样的病毒，而这些病毒可能黏在鼻腔或呼吸道，却被我们上皮组织的免疫细胞阻挡着，无法进到身体里，但若突然遇到冷空气或是踩进冰冷的水桶里，鼻腔的血管会马上收缩，造成免疫细胞供应不足，这时候病毒就可以突破重围，造成疾病的产生。

浸水桶的研究当中室温是25度，水桶是10度，温度相差高达15度，鼻腔的血流可能因此突然收缩。但是一般孩子多穿一件衣服与少穿一件衣服，一定不会相差到15度这么夸张的。大概只有在寒冷的冬天，被雨淋得全身湿透，那才可能真的因着凉而感冒吧！但即便是如此，90个人着凉，也只多出5个感冒病例，大部分的人脚浸了冰水桶还是健健康康的。

我个人对于这样的解释是可以接受的。不知道各位有没有想过，儿科医师其实是一个高危险的行业，每天碰到的病毒比一般人多出好几倍，每一季流行的病毒，我们应该都不会错过。然而大部分的日子里，我都还是健康无恙，并非无时无刻都在感冒；但每次只要抵抗力一弱，比如说熬夜或是着凉，感冒症状马上就会出现。这些病毒应该已经在我的鼻腔潜伏了好几天，老是屡攻不下，忽然间免疫系统失守，可恶的小家伙就得逞啦！

　　所以身为感染科医师，我的建议是：天冷还是要注意保暖，不要让孩子突然失温，但请各位也不需要为了一两件外套吵翻天。这多出来的外套并不会减少孩子感冒的几率，湿疹倒是冒出一大堆，反而更加得不偿失。

　　现在的家长实在太紧张，小孩稍微感冒就一直跑医院。跑医院本身是没什么不好，问题是有些家长会希望医师帮孩子抽痰、开退烧药、开抗生素；这些抽痰、拍痰、睡冰枕、强迫喂药等做法无形中让孩子多受了不少苦，本来感冒没那么痛苦，来回折腾反而让孩子身心疲惫，我看了很心疼。

7.鼻窦炎

　　"鼻窦炎"，就是鼻窦有细菌侵入而导致发炎，鼻窦的"窦"是个腔室（窝）；而"鼻"字，表示鼻子与这些腔室相连。人的脸上有多少个鼻窦呢？看看图就知道，最主要的鼻窦共有上中下三对。

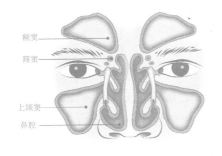

额窦
筛窦
上颌窦
鼻腔

　　"黄鼻涕"绝对不等于鼻窦炎！任何的感冒都可能会造成黄鼻涕，过敏性鼻炎也会有黄鼻涕。根据美国小儿科医学会的指引，诊断鼻窦炎必须有下列两种状况之一：

　　（1）黄鼻涕10天以上，或者有鼻涕倒流造成咳嗽10天以上。

　　（2）虽不符合上述第一点，但是高烧39度，加上同时有黄鼻涕连续3天，再加上孩子看起来很疲倦，三者皆成立。

　　如果没有按照这个标准诊断鼻窦炎，那么猜错的几率可能很高，抗生素也因此滥用了。有些医生用灯照孩子的鼻孔，看起来很红很肿，这样诊断鼻窦炎是不可信赖的。

　　另外，用X光或计算机断层诊断鼻窦炎也并不准确，因为根据1989年美国格拉尔医生的发现，在计算机断层下，感冒两个星期的孩子的鼻窦都有异常的变化，1994年格尔特尼医生也证实了类似的结果。这表示，即使正常的孩子，他们的鼻窦摄影也可能是异常的，因此，单靠影像诊断根本不准确。总之，除非临床上符合鼻窦炎的诊断，需要影像检查来辅助，否则也不需要照X光。

刚刚说过，鼻窦炎是有细菌跑进这个腔室里面，所以要治好鼻窦炎必须用抗生素杀死这些细菌。可惜的是，我们很难进到鼻窦里面检验细菌，因此大部分时候，使用哪一种抗生素，医生都是用"猜"的。如果根据医学会诊疗指引用药，猜对的几率就很高，所以治疗上应该会很顺利——服用10～14天的抗生素，病程就可以缩短了，我们称此病为"急性鼻窦炎"。

另一方面，我常常听到病人把"慢性鼻窦炎"挂在嘴上。如果医生下"慢性鼻窦炎"这个诊断，表示我们用错抗生素了。既然用错，病人应该会很不舒服，症状越来越严重，而医生应该尽力找出原因（可能是其他细菌，甚至霉菌），杀死致病原才对。好多家长跟我说，他的孩子，或者他自己本身，得了慢性鼻窦炎，时好时坏，反复使用抗生素。事实上，"时好时坏"的鼻炎，大部分是过敏性鼻炎；过敏性鼻炎应该治疗过敏，而不是用抗生素。

其实反复吃抗生素的逻辑本身就很奇怪。既然这些抗生素对这个细菌一点也没效，为什么抗生素每次用来用去总是那几种呢？抗生素是对人类非常重要的药物，但如果不是在专家的手里使用，有时候会产生很多问题，例如，产生抗药性的细菌，使下次的治疗更棘手，或是引发抗生素的过敏症。

总而言之，下次如果医师告诉您，孩子得了鼻窦炎，开立抗生素，记得翻翻我这篇文章。如果还不符合上述的诊断，可以跟医师讨论，可不可以等几天，确定诊断鼻窦炎再吃抗生素？相信有学识、有医德的医师，都会很乐意与病人合作的。

8.扁桃腺化脓

不少妈妈们听到我诊断孩子的扁桃腺化脓时，都会倒抽一口凉气，感觉好像得了很严重的病。别担心！扁桃腺化脓并不可怕，容我跟各位介绍。

首先要知道的是，扁桃腺炎或者扁桃腺化脓并不等于细菌感染。细菌虽然的确会造成扁桃腺炎，毕竟是少数。事实上，得了扁桃腺炎的儿科病人中，只有10％是细菌感染，其余都是病毒感染。

哪些病毒会造成扁桃腺化脓呢？腺病毒、EB病毒、流感病毒、肠病毒、疱疹病毒等等都有可能！而细菌感染则是以Ａ型链球菌为主。只有细菌感染的扁桃腺炎需要抗生素治疗，病毒性的扁桃腺炎则只要减轻症状的治疗，待其自然痊愈即可。所以，分辨是不是细菌感染就变得非常重要。

A型链球菌扁桃腺炎通常发生在5~15岁之间的孩童，一般3岁以下的孩童遭受链球菌感染的几率相当低。如果您的孩子是3岁以下，几乎都不需要用抗生素治疗扁桃腺炎。

另外，细菌感染会高烧、头痛、畏寒、喉咙疼痛以及颈部淋巴结疼痛；而病毒性扁桃腺炎虽然也会高烧畏寒，但是比较不会喉咙痛。还有一个重要的指标是，细菌感染的扁桃腺炎一般不会合并流鼻涕，也不会合并结膜炎。如果有扁桃腺化脓加上流鼻涕，大概是病毒所引起的。

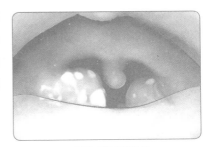

A型链球菌扁桃腺炎

所以下次当医生说您的孩子扁桃腺化脓时，千万不要紧张。如果是三岁以上的孩子，做个简单的A型链球菌快速检验就可以知道是否为细菌感染，或者做喉咙细菌培养也可以得到答案，不过培养结果需等待两天以上的时间。只要不是细菌性扁桃腺炎，就无须使用抗生素。随便使用抗生素不但对孩子没有任何帮助，也徒增抗药性与喂药困扰！

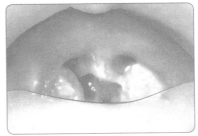

病毒性扁桃腺炎

两大观念，正确使用抗生素

观念一：抗生素只能杀细菌，不能杀病毒

在儿科的感染症中，90％都属于病毒感染，不需要使用抗生素。以前的人，也许是病毒、细菌傻傻分不清楚，但现在医学越来越发达，医师的经验也因为世代传承而越来越老练，我们可以借由临床的症状或一些简单的实验，就能大致分辨出病人属于病毒感染还是细菌感染，比如说，流感快筛显示阳性，就表示为病毒感染，大概不需要使用抗生素（克流感不属于抗生素）；若是A型链球菌快筛显示阳性，表示抗生素非用不可。这样一来，抗生素的使用量就可以被控制在合理的范围内，抗药性的恶化情形也就不会太快。

观念二：尽量将广效的抗生素留给严重的病人使用

很多人以为，第二代抗生素一定比第一代有效、第三代又比第二代有效，因此喜欢使用最新的药物，其实都是错误的迷思。新旧抗生素的差别在于它的抗菌范围，而不是药效的强弱。我们小儿感染科医师，到现在还是常常使用一百年前的青霉素治疗病人，只要诊断准确、剂量妥当，效果一样好得不得了。

说来容易，做起来可不简单。如今抗生素的使用已渐渐成为一门高深的艺术，而不是"用与不用"的二分法了。人类与细菌的战役谁赢谁输，就看这场抗药性危机是否能过关了。

9.中耳炎

网络上有妈妈们在讨论急性中耳炎，我发现有很多观念并不正确。在这里提供一些有医学根据的卫生教育的知识供读者参考。不过，以下的建议都是针对急性中耳炎，至于慢性中耳炎或者长期中耳积水不在这篇文章的讨论范围内。

中耳炎，顾名思义就是中耳腔发炎化脓。然而，中耳腔在哪里呢？请看下图。从图中可以看到，中耳腔是在耳膜的里面，往内有个咽鼓管（或称欧氏管、耳咽管）通往我们的口腔与鼻咽。中耳炎的定义就是有细菌或病毒跑到这个中耳腔造成发炎，从这张图您可以看出细菌从哪儿来的吗？答对了！就是从鼻咽与口腔，游经咽鼓管，进到中耳腔，进而感染的。因此：

事实一：中耳炎常常发生在感冒之后。

事实二：中耳炎不会因为耳朵浸水或

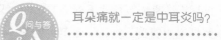

耳朵痛就一定是中耳炎吗？

A：错。耳朵痛有太多的原因——可能是外耳炎，也可能只是因为发烧，有些孩子发烧就会耳朵痛，但不见得都是中耳炎。

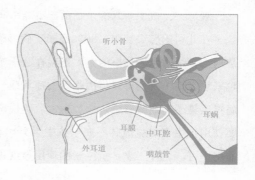

者耳屎没掏干净而引起。外面来的脏东西都会被耳膜挡住，不会进入中耳腔，也不会引起中耳炎。

中耳炎是不是很少见呢？答案为否。75%的孩子在一生当中都会患中耳炎，其中有25%会反复感染。5%～10%的孩子会因为中耳积脓压力太大，造成耳膜破掉，脓就从耳朵流出来，把爸妈吓一大跳。但是请不要担心，破掉的耳膜经过一周就会渐渐愈合。大部分的中耳炎病患都是八岁以下，再大一点的孩子以及成人，因为咽鼓管比较粗，功能比较好，就比较不会让细菌跑到中耳腔了。

急性中耳炎怎么诊断呢？中耳炎的诊断绝对不是"耳膜比较红"就是发炎。事实上孩子哭闹耳膜也会红，清完耳屎后引起耳道的刺激也会红，发烧耳膜更会红；还有更夸张的，根据美国家庭医学杂志（AAFP）2000年的报告，有1/3的医生已经两年没换耳镜的灯泡，有1/2的医生使用的耳镜已经没电了——灯泡不亮更是使耳膜看起来很红的原因之一！美国小儿科医学会在2004年5月的急性中耳炎诊疗指引中指出，急性中耳炎的诊断需要符合三项条件（全部符合）：

（1）急性发作（如突然发烧或突然疼痛）。

（2）医生用耳镜有看到中耳腔里有积液。

（3）有中耳发炎症状（如疼痛或者医生看到耳膜泛红鼓胀）。

典型的急性中耳炎就是感冒过后孩子突然发烧或突然耳朵痛，由医生用耳镜看到中耳化脓确定诊断。较小的幼儿不会说耳朵痛，会用哭闹表现或不断地用手拉扯或摩擦有问题的耳朵。很多情况下，只符合第一和第三项，医师就认为是中耳炎，因此可能造成过度诊断。

事实三：中耳炎并不是都会发烧。

事实四：很多中耳炎都是过度诊断的。若是每个医生认为中耳炎都要用抗生素，将会有非常多的孩子得到不必要的治疗，并且会增加细菌抗药性。

急性中耳炎很严重吗？常常看到网络的文章写着会耳聋，会听力丧失，会影响语言学习发展，会脑脓疡……为人父母看了都很害怕，其实不要被误导了。诚如我刚刚所说的，75%的孩子都曾经中耳炎，请问您身边有75%的孩子是听力丧失吗？有75%的孩子脑脓疡吗？完全没有。只是在这21世纪，我们有很好的抗生素，如果孩子得了中耳炎会很疼痛，用药就不会让孩子受苦，如此而已。美国儿科医学会与家庭医学会有下列共同的治疗准则：

（1）两岁以下的孩子，若被诊断中耳炎，直接使用抗生素治疗10天。

（2）两岁以上的孩子，先用止痛药观察48～72小时，很多孩子的中耳炎自然就痊愈了。如果症状持续没有改善，才使用抗生素5～7天。这样做不是为了折磨孩子，而是要避免过度诊断，减少抗生素的滥用，让细菌不要太毒。

事实五：对于急性中耳炎而言，抗生素治疗可以等两三天再决定使用。

事实六：鼓膜切开术，腺样体摘除术，和扁桃腺摘除术皆不比抗生素治疗效果好。

有些医生会很快建议您的孩子做鼓膜切开术，然而鼓膜切开术并不比抗生素治疗效果好，除非抗生素治疗失败，我们才会建议做鼓膜切开术。另外，腺样体和扁桃腺摘除术只对慢性中耳积水有帮助，对于急性的中耳炎并没有效果。

 耳朵痛就一定是中耳炎吗？ •

Q：得过中耳炎的孩子可以游泳吗？

A：不一定，若是您的孩子耳膜没有破，也没有放中耳导水管，那么是可以游泳的。

Q：得过中耳炎的孩子可以坐飞机吗？

A：可以的。教您的孩子在飞机下降的时候，喝水、嚼口香糖，或吸奶嘴，帮助中耳腔减压。

Q：中耳炎会传染吗？

A：不会。

Q：如何预防孩子中耳炎呢？

A：如果您的孩子中耳炎反复发作，您可能要在孩子的生活习惯上做一些改变，

预防他反复生病：

（1）不要吸二手烟。二手烟的环境是中耳炎反复发作的温床，家里有人抽烟的话，请务必戒烟。

（2）减少感冒的机会。我知道说得容易，做起来很困难。除了均衡饮食与睡眠可增加抵抗力之外，孩子若中耳炎反复发作，恐怕不适合再去托儿所或幼儿园，这些地方因为孩子感冒传来传去，会让您的小孩发作好几次。

（3）一岁之前喂母乳可以减少中耳炎的几率。

（4）躺着用奶瓶喂奶容易中耳炎。要有个45度的角度喂奶才正确。

（5）控制孩子的过敏性鼻炎，不要让孩子天天都在流鼻涕。

（6）不要用力把鼻涕擤出来，这样会造成正压，让鼻涕冲往中耳腔，反而增

加中耳炎的几率。孩子用吸鼻子的方式处理鼻涕虽然既不礼貌又难听，却会造成负压，鼻涕不会流入中耳腔。折衷的方式是，睁一只眼闭一只眼，如果真的要清孩子的鼻涕，轻轻擤就可以了。

耳屎跟中耳炎没有关系。其实，不需要帮宝宝掏耳屎。掏耳屎除了增加耳道受伤与外耳感染的几率之外，没有任何好处。有些妈妈用棉签掏耳屎，结果耳屎反而越推越向里，最后就堵住了。耳屎如果不加以清理，假以时日，自己就会掉出来，不用担心！

10.流鼻血

宝宝流鼻血是很常见的问题，可是大部分家长却不是很清楚该怎么处理。

鼻黏膜太干燥，此时如果小朋友揉鼻子，挖鼻孔，或者擤鼻涕，微血管就会破裂，变成流鼻血。究竟微血管最脆弱的部分是哪里呢？就是我们鼻中隔前端的两侧。

所以处理流鼻血很简单，有三个步骤：身体坐直，头往前，鼻子捏紧。

首先让孩子身体坐直，头往前，不要躺着；坐着可以让鼻子位置比心脏高，降低血流压力。头往前倾鼻血才不会一直往食道流，而鼻血吞进肚子里有时候会恶心呕吐，如果孩子能配合，请他把喉咙里的鼻血从嘴巴吐掉。

再来，把鼻子前端软骨的部位用力捏紧止血，至少10分钟，用嘴巴呼吸。图示应该很清楚，大部分流血的

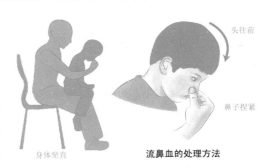

流鼻血的处理方法

位置都是在鼻中隔前端的两侧，所以加压止血当然应该压这里，而不是别的地方。很多人捏鼻子都捏错位置，最常见的错误是捏在鼻骨硬的部位，那就一点效果也没有了。如果捏了10分钟，放开还是继续流血的话，可以用小纱布沾凡士林，轻轻放入鼻孔，再压十分钟，压完不要马上取出，等一阵子再拿出来。万一还是流血，那就去医院挂急诊，用局部血管收缩剂止血。

要怎么避免孩子反复地流鼻血呢？因为过敏性鼻炎的孩子常常流鼻血，所以第一

要务就是把过敏性鼻炎控制好（请见"三大过敏症"）。除此之外，增加室内的湿度也可以减少流鼻血的机会；如果冷气开一整天，就会导致空气非常干燥，就很容易流鼻血。还有一个妙法，就是起床与睡前，一天两次，用凡士林涂抹鼻孔内侧，这样可以有效防止鼻黏膜损伤与出血。最后一招就是，晚上睡觉时，让孩子戴着手套，防止他睡梦中不自觉地用手指头揉鼻子，进而减少流鼻血的机会。

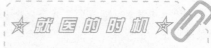

如果您的孩子经过上述预防，鼻子出血仍反复发作，加上有其他出血的，如牙龈流血，就应该到医院检查一下是否有凝血的问题。

11.咳嗽

并不是只有感冒时，宝宝才会咳嗽，像一些炎症（比如上呼吸道感染、支气管炎、咽炎）、过敏体质都会引起宝宝咳嗽。此外，吞食异物或喂食不当会造成宝宝呛咳。下文详述不同类型的咳嗽的症状表现、用药与治疗以及日常家庭护理。

◎上呼吸道感染引发的咳嗽

症状表现多为一声声地刺激性咳嗽；无痰；流鼻涕；不会气喘或呼吸急促；有时可伴随发热，体温不超过38℃；精神尚可；食欲不振。

对于因感冒，不发烧而咳嗽的病童，可用儿童清肺口服液、小儿止咳糖浆缓解咳嗽的症状。睡前服用温蜂蜜水也可以减少夜间的咳嗽次数。但是必须要注意的是，这些药物都不能缩短感冒的天数。因此，若有医师开的止咳药一吃就完全不咳，可要分外小心，里面可能含有麻醉型止咳药，痰咳不出来往深部流，反而增加肺部感染的几率。

据临床统计，呼吸道感染引发的咳嗽中，病毒感染占95%，因此对大部分的孩子来说，感冒是不需要使用抗生素的。有些地区在感冒时会使用抗病毒药物，如利巴韦林，然而这些抗病毒药物对于疾病并没有很大的帮助，反而要小心六个月内不可以怀孕，有致畸胎的可能。

上呼吸道感染时，小儿的鼻腔黏膜已经发炎，如果再吸入干燥的空气，就会使鼻腔更为不适，加重咳嗽。因此，要保持房间空气湿润，增加空气湿度。如果孩子的咳嗽和鼻塞症状持续一周仍未见好转，应该尽快带孩子看医生。

◎支气管炎引发的咳嗽

支气管炎通常在感冒后接着发生，属于病毒感染。症状表现为：咳嗽有痰，有时咳嗽剧烈，一般在夜间咳嗽次数较多，偶会伴随气喘。宝宝入睡后两个小时或凌晨6点左右咳嗽最严重。

什么时候父母需要带患支气管炎的宝宝住院呢？简单来说，如果宝宝咳到整晚不能睡或是几乎不能进食，就是住院治疗的时机了。另外，若是慢性夜间咳嗽超过两周以上，可能要考虑孩子并不是单纯的病毒性支气管炎，而是有细菌感染，或是有过敏性咳嗽，也就是哮喘的体质了。

◎哮吼引起的咳嗽

当某些病毒感染到喉头时，声带附近就会水肿，造成声音沙哑，咳嗽声低音沉重，好像老人咳，又像狗吠，所以命名为"哮吼"症。哮吼通常在晚上会特别大声，可能反反复复三到五天，然后才会渐渐缓解。在下一节会详述此疾病。

◎肺炎引起宝宝咳嗽

通常情况下，得了肺炎的宝宝咳嗽比较频繁，而且伴随发烧、精神不佳。很多情况下，肺炎是从感冒开始的。如果宝宝的感冒似乎越来越严重——咳嗽不停、呼吸困难、发烧、浑身疼、还打冷战，一定要赶快就医。

◎过敏性咳嗽

症状表现为：持续或反复发作性的剧烈咳嗽，多呈阵发性，并且晨起时较为明显。宝宝活动或哭闹时咳嗽加重，遇到冷空气时爱打喷嚏、咳嗽，但痰很少。夜间咳嗽比白天严重，咳嗽时间长，通常会持续3个月，以花粉季节最为严重。过敏性咳嗽应该采用消除呼吸道过敏性炎症为主；如果合并过敏性鼻炎，就可能是过敏性鼻支气管炎，应该以脱敏治疗为主。对有家族哮喘及其他过敏性病史的宝宝，咳嗽时应格外注意，及早就医诊治。

◎吸入异物引发呛咳

如果宝宝先前并没有咳嗽、流鼻涕、打喷嚏、发烧等症状，突然出现剧烈呛咳，可能是吸入了烟尘或异物，刺激引起。宝宝不慎吸入异物后，父母要鼓励他咳嗽，千万别用手在宝宝嘴里乱抠，以防异物越抠越深。如果没有咳出东西，宝宝反复咳嗽或气喘，应立即送医院，取出异物。

◎家庭护理

要给宝宝吃温和、清淡的食物，多喝温开水或温的牛奶、米汤等。

宝宝居住的环境要湿润、洁净、通风好。可以使用加湿器、挂湿毛巾、用水拖地板或在房间里放一盆水等增加空气湿度。

宝宝睡觉时，要枕枕头，抬高宝

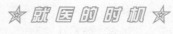

☆ **就医的时机** ☆

宝宝咳嗽后有喘声；
不到3个月大的宝宝持续咳嗽了几个小时；
咳嗽出血；
呼吸急促、困难；
嘴唇、脸色或舌头颜色变暗紫色；
高烧39℃；
有慢性疾病。

宝头部。最好采用侧卧姿势，以免呼吸道分泌物返流到气管，引起咳嗽。

◎积痰

伴随咳嗽症状的就是痰的产生。痰是一种病理产物，也就是机体分泌出来的废物。排痰是机体朝着良好的自我恢复的过程中发展。一般在疾病后期，宝宝咳嗽多了，鼻涕多了，痰也多了。

中国人很喜欢吐痰，认为如果没有把痰咳出来吐掉，好像疾病就不容易好，这是很大的误解。只要宝宝有咳嗽的动作，表示他的肺部已经做好清除痰液的动作，接下来大部分都是吞到肚子里去，很少会吐出来。有些家长会焦虑，说痰如果吞下去，岂不是会反复感染？其实不然。这些细菌病毒碰到了胃酸，就全部死光，不会再反复感染或者从肠胃道又入侵体内。

所以亲爱的家长们，为了大家的健康，避免传染的风险，请不要再强迫孩子把痰咳出来啦！

12. 哮吼

"医师，我的孩子发高烧，声音沙哑，咳嗽声像狗吠，怎么会这样？"这就是典型的哮吼症症状。

每个病毒都有它喜欢的"窝"——肠病毒喜欢喉咙，轮状病毒喜欢肠胃道，而副流感病毒，则喜欢我们的喉头（也就是声带的部位）。当这个病毒感染到喉头时，声带附近就会水肿，造成声音沙哑，咳嗽声低音沉重，好像老人咳，又像狗吠，所以命名为"哮吼"症。哮吼通常在晚上会特别大声，可能反反复复三到五天，然后才会渐渐缓解。

碰到哮吼要怎么处理呢？最重要的步骤就是湿润孩子的喉头。可以把浴室开热水，弄得水气弥漫，然后抱着孩子进去吸蒸气，大概10分钟就可以了，一天可以弄四五次。如果家里有气雾机，也可以加点温水蒸喉咙。冷气房里湿度要增高一点，做法是把几条毛巾沾湿，挂在孩子的房间，来增加空气中湿度。家里如果有人抽烟，一定要到外面去，不要让孩子的喉头再度受到刺激。至于一般的感冒药，大概都不是很有效果。

当然，除了副流感病毒以外，其他的病毒也会感染到喉头，也一样会造成哮吼，甚至细菌也会侵入，引起"细菌性气管炎"。所以，在少数的状况下，哮吼很严重甚至会致命。

 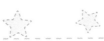

☆ 就医的时机 ☆

1. 孩子呼吸困难，喘气剧烈。
2. 孩子开始流口水，吞咽困难。
3. 孩子精神开始不佳。
4. 已经超过3天了，哮吼声音还是很大。

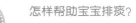

怎样帮助宝宝排痰？

A：对于有痰的宝宝，最重要的是让痰液变稀：多给宝宝喝凉开水；让宝宝在充满蒸气的浴室陪着他吸潮湿的空气10分钟；选用化痰的药物，如沐舒坦糖浆；用雾化治疗仪；用空心拳轻轻拍打宝宝的背部。

13. 呕吐

小孩突然腹痛呕吐，该怎么办？轮状病毒、诺罗病毒、肠胃型感冒，这些常常听到医生告诉您的名词，又是什么呢？让我来为您解开疑惑。

◎呕吐的原因

（1）大部分突然呕吐的小朋友都是由病毒性肠胃炎所引起，或者有人喜欢称之为"肠胃型感冒"。

（2）其他疾病，如食物中毒、脑膜炎、阻塞性肠炎，以及很多不同的病都会引起呕吐，只是比较少见。

◎什么是病毒性肠胃炎

（1）病毒侵犯到喉咙，我们称之为感冒。病毒侵犯到肠胃道，就称之为病毒性肠胃炎。

（2）有几种病毒特别喜欢感染肠胃道：轮状病毒、诺罗病毒、腺病毒40与41型等等。很多人以为肠病毒也会引起肠胃炎，其实是误会。

（3）感染这些病毒的原因是摸到别人的病毒然后放进嘴巴，是传染而来的，不见得是吃坏东西。飞沫传染也可能发生。

（4）病毒感染并没有特效药，等到自身的抗体产生后，病情自然会好转。

◎病毒性肠胃炎的症状

（1）呕吐常常是最开始的表现，有时会伴随一阵一阵的腹痛。

（2）孩子一吃就吐，喝水也吐，让家长不知所措。

（3）呕吐的症状会持续6～24小时不等，随个人体质与感染的病毒种类不同而定。

（4）呕吐期过后，有些孩子会开始拉肚子，或伴随轻微发烧。

◎如何照顾病毒性肠胃炎的孩子

一岁以下的幼儿：

（1）吃配方奶粉的孩子，先停掉喝奶，改以电解水喂食8小时。电解水在药房均可买到。

（2）电解水每次一茶匙，每10分钟给一小口。这样少量多次喂食的目的是不让病童的胃负担增大。

（3）吃母乳的孩子则可以多次少量地继续喂母乳，例如，每半小时哺喂4～5分钟。

（4）如果连续4小时都没有吐，就可以开始增加喂食量。

（5）若连续8小时没有吐，就可以回到正常的奶量。有吃辅食的孩子也可以开始吃些清淡的食物（见后述）。

一岁以上的孩童：

（1）每10分钟给一汤匙的白开水，不要吃固体食物。

（2）如果依然吐得太厉害，先禁食，不喝水一小时，休息过后再少量多次给水。让孩子睡觉是不错的休息方法。

（3）如果连续4小时都没有吐，可以开始增加喝水量。

（4）8小时都没有吐，则可以开始吃些清淡的食物：稀饭（可搭配少许海苔酱、酱瓜汁）、米饭、馒头、吐司、苏打饼干、米汤、面条、马铃薯。水果可吃苹果或香蕉泥。我比较推荐米汤、稀饭、微烤的吐司这三种。

（5）上述清淡饮食要持续一到两天才可以恢复正常饮食。

◎常见的错误观念

（1）才吐两三次就担心孩子脱水：不会，尤其一岁以上的孩子，要脱水不容易。

（2）孩子吐了以后又强灌孩子喝大量的水：这样做一定会再吐。

（3）认为打了止吐针，或塞了止吐塞剂，或吃了止吐药，就不会再吐：这是错误的期待，照顾孩子还是要遵照上述少食多餐的原则。

☆ 就医的时机 ☆

1. 真的有脱水的迹象：眼眶凹陷，8小时都没有尿尿，身体虚弱。

2. 呕吐物里有血。

3. 腹痛持续4小时没有改善。

4. 根本不像肠胃炎：精神不济、叫不醒、活动力差、抽搐，有上述状况尽快带到医院治疗。

5. 若孩子超过24小时依然无法进食或呕吐症状持续恶化，建议带到医院看看是否需要打点滴，以防脱水。

14.细支气管炎

儿科病房住院最多的疾病，非"细支气管炎"莫属了。

细支气管炎这个诊断只适用于两岁以下的婴儿，发病的原因也像一般感冒一样，属于病毒性感染。既然像是感冒一般，为什么特别称之为"细支气管炎"呢？原因是如果感冒发生在大人身上，气管很粗、很硬，虽然有痰与分泌物，稍微咳嗽就可以把痰咳出来了。然而婴儿的气管发育还未成熟，又细又软，稍微有一点分泌物，很容易就卡痰，宝宝因此会咳嗽得很剧烈。再加上这些细支气管在水肿的状况下，管径又更细了，肺部的空气吹过，就会发出"咻～咻～"的喘鸣声，这就是典型的婴儿细支气管炎症状。

刚刚说细支气管炎属于病毒感染的疾病，其中最恶名昭彰的病毒就是"呼吸道融合病毒"。大约有一半的婴儿细支气管炎是由这种病毒所造成的，而且由它引起的细支气管炎症状比其他病毒感染都严重得多。感染之后，宝宝会哮喘，会咳嗽，最严重的时候约在感染后二到三天，喘鸣声可以持续一个礼拜。之后病情渐渐缓解，从头到尾大概需要两周才会完全痊愈。生病的过程中，大约20%的宝宝会并发中耳炎，但是很少会并发肺炎。比较遗憾的是，若感染此细支气管炎时有明显哮喘的婴儿，约1/3的人将来会有过敏性气喘的毛病。

细支气管炎的居家照护最重要的就是水分的补充。因为支气管的黏痰需要稀释之后宝宝才容易咳出，所以要让孩子多喝温开水或者任何其他饮品（如母乳，温柠檬汁等等），最好摄取比平常更多的水分。家里如果开冷气，要在房间里多挂几条湿毛巾，让空气中的湿度上升，气管才不会太干燥。其他儿童专用的化痰药也都有帮助。

最后提醒爸妈，住院时，如果宝宝吃得很好，只是咳嗽、哮喘较严重，可以只睡氧气帐，未必要打点滴。住院非买套餐，应该"单点"才对，有什么症状才给什么治疗。

问与答 如何照顾咳嗽的孩子？

A：对于有痰的宝宝，最重要的是让痰液变稀：多给宝宝喝凉开水；让宝宝在充满蒸气的浴室陪着他吸潮湿的空气10分钟；选用化痰的药物，如沐舒坦糖浆；用雾化治疗仪；用空心拳轻轻拍打宝宝的背部。

15.肺炎

大部分的肺炎病童都会被住院治疗，所以家长们只能等待医生告诉您"可以出院了"，才会平平安安地回家。不过，可能很多人不知道，其实肺炎不见得如大家想象得严重。

◎误解一：肺炎都很严重

事实上：肺炎分为两种：细菌性肺炎与非典型肺炎。细菌性肺炎是很严重，有可能致命。但是，非典型肺炎则大部分比较轻微，而且自己可以痊愈。在儿童的病例中，非典型肺炎约占80％，细菌性肺炎只占约20％。这一群非典型肺炎包括各种病毒（流感病毒、呼吸道融合病毒等）以及两种特别的病原体（霉浆菌与披衣菌）。

一般家长很难辨别孩子得的是细菌性肺炎还是非典型肺炎，老实说，连医生都不容易分辨。看到胸部X光大大的一片肺炎，任哪一个医生都很难一口咬定是哪一种细菌或是哪一种病毒。对我而言，有两个参考指标：第一个就是，孩子的精神活动力。如果孩子精神良好，活动力佳，那么诊断可能是非典型肺炎，若真的很不方便住院治疗的话，可以考虑回家吃药观察。第二个指标是抽血的报告，如果白血球不高，发炎指数很低，也可以考虑吃药观察。为什么不敢下保证呢？原因是就算是非典型的肺炎也有少数的病例是很严重的，比如说SARS或流感病毒引起的肺炎。

非典型肺炎吃什么药？如果是病毒感染，那只有症状治疗，多喝水，多休息，注意精神活动力就可以了。刚刚提到的霉浆菌与披衣菌，则有红霉素类的药物可以口服。至于细菌性肺炎，最好住院治疗。

◎误解二：感冒拖太久会变成肺炎

事实上：感冒是否会变成肺炎，与时间长短并没有关系。肺炎的发生，必须有两个巴掌才拍得响——病人当时的免疫力以及致病原。简单来说，肺炎的发生，就是在一个不巧的时间点（免疫力正差）碰到了一个不速之客（恶性的病毒或细菌），然后就发生了。所以不要因为得了一次肺炎，就整天担心会得第二次、第三次，一感冒就急急忙忙住院，这些都是不必要的忧虑。

◎误解三：提早使用抗生素，或者感冒提早吃药，就不会变成肺炎

事实上：感冒时滥用口服抗生素，已经证实无法预防肺炎的发生。至于其他感冒药都是症状治疗，对肺炎的发生也无预防的效果。如果乱吃剂量不足的抗生素，反而会养出具有抗药性的细菌，不幸发生肺炎时，会更难治疗！

肺炎的诊断，必须有胸部X光为佐证。但是除非医师怀疑肺炎，否则千万不要动不动就要求给孩子照X光。一个幼儿一年病毒感染可能高达10次以上，每次都照X光，放射线的暴露一定会过量，反而得不偿失。找一位能与您讨论病情的医师，然后配合治疗，大部分的肺炎都会痊愈的。

16.腹泻

孩子腹泻怎么照顾？我想不只是孩子，即使大人腹泻起来也是很难受。这里给大家一些指引与帮助。

◎腹泻的原因

（1）大部分的腹泻都是病毒性感染引起的。

（2）小部分是细菌性（包括食物中毒）或寄生虫感染的肠胃炎。

（3）婴幼儿喂母乳若一天便便好几次大多是正常的。

（4）婴幼儿如果不是喂母乳，而有腹泻，可能是牛奶蛋白过敏。

（5）其他少见的腹泻原因：先天性巨结肠症等等。

病毒性的肠胃炎以轮状病毒、诺罗病毒居多；而细菌性的肠胃炎常见的菌种则是沙门氏菌、弯曲杆菌，产气单胞菌属等。通常病毒性肠胃炎的粪便比较稀、黄、水；而细菌性肠胃炎则是黏、臭、绿，有血丝。不过这些都是经验谈，并非完全准确。

Q&A 如何预防沙门氏菌感染？ •

A：沙门氏菌可以存在于鸡蛋壳的外缘，也可以存在于蛋壳的内缘。而且，就算鸡蛋看起来很干净，其实细菌也可能是存在的。然而因为沙门氏菌对我们人体的胃酸的影响还蛮微弱的，因此吃到肚子里的菌量要很大，才有可能致病。但是对于免疫力比较差的族群，小量的菌也可能会致病，这些免疫力较差的族群包括：婴幼儿、老人、免

疫不全的病人以及吃制酸剂胃药的人。

要避免吃进大量的沙门氏菌，有三个简单的原则：第一，鸡蛋放进冰箱里，且箱内的温度≤7℃。这样可以降低细菌的活性，使之不会繁殖太快；第二，食物要煮熟，这样可以把大部分的沙门氏菌都杀死，减少感染的机会。如果蛋清没煮熟，感染的几率更高；第三，煮完赶快吃。鸡蛋烹调后，如果放在室温没有赶快吃掉，一些残存的细菌可能因此重新繁殖，因此要赶快把它吃了才安全。

◎婴幼儿慢性腹泻也许不是感染

一岁多的亮亮已经腹泻两个月了，每天的便便都稀稀糊糊的，一天拉好几次，为此看遍了各式各样的小儿科医生。

第一位医师认为是肠胃感染，所以做了粪便培养、轮状病毒检测、诺罗病毒检测、梨型鞭毛虫检测，顺便抽了一点血看看白血球数，结果什么感染也没有。

第二位医师说是小肠消化不良，应该要喝稀度的奶、吃稀饭、白饭，不能吃青菜水果，食物也不能油腻。稀饭、白饭不好吃，亮亮因此食欲不佳，没吃饱只好讨奶喝。喝完稀释过的奶很快就会饿了，结果稀饭又端出来，周而复始。然而这么努力地饮食控制，腹泻依旧。

第三位医师诊断为乳糖不耐，亮亮改喝无乳糖奶粉，刚开始似乎有点效果，但过一阵子又故态复萌。

最后一位医师说，应该是牛奶蛋白过敏，不能再喝牛奶了。

"医生，他既不吃稀饭，又不能喝奶，应该会活活饿死吧？"妈妈说。

最后亮亮改喝"全水解配方"——一种全世界最难喝的饮品，可以跟苦茶一样拿来当做电视整人节目的处罚。

亮亮的体重增加开始趋缓，但是精神活动力还是很好，很活泼。两个月来吃了N瓶的止泻药以及各种品牌的益生菌，腹泻依旧时好时坏。

慢性腹泻的原因很多，有些甚至很罕见，比如说先天性免疫缺失的孩子、艾滋宝宝、克隆氏症等等，但这都不是最常见的状况。像亮亮这样发育正常，一天多次、稀糊但不酸不臭、不带血丝的粪便，最有可能的诊断应该是"学步幼儿腹泻"，又叫做"慢性非特异性腹泻"。

学步幼儿腹泻发生的年龄，顾名思义，就是六个月到两岁半之间的学步幼儿。这些孩子的腹泻时好时坏，有时一天拉五六次，有时候却整天没拉。粪便虽然很稀甚至从尿布流出来，但是不油、不酸臭、没有血丝。

但孩子的肠胃功能其实是健康的：消化正常，吸收正常，只是肠胃蠕动比较快而已。通常孩子从嘴巴吃进食物，一路推到肛门口，大约是20小时左右，而这类的孩子可能只需要10小时，像超级跑车一样，急着离开人体冲到尿布上。再加上他们被禁止吃油脂类食物和蛋白质，这两种物质本来可以延缓肠胃蠕动的速度，如今都不能再吃了。反而吃进去的是那些加速肠胃排空的淀粉类食物，还有因为怕拉肚子脱水而多喝进去的水和果汁都让肠胃蠕动更快，腹泻也就更加频繁。

每次碰到这样的病童，我都会好奇地问爸爸妈妈：你们当中哪一个人有大肠激躁症？比如说紧张的时候会放屁、拉肚子，一天跑好几次厕所？通常都会有其中一人腼腆地承认。所以说，学步幼儿腹泻，其实也算是婴幼儿的大肠激躁症。

既然是正常的孩子，就不用再限制饮食了。油脂类食物可以吃，纤维素可以吃，水果量不要太多，正常饮食即可。这样的症状最慢到四岁就会自然痊愈，不需要吃药，也不用打针。至于益生菌，效果恐怕也不显著。

经过食物解禁之后，亮亮又恢复好吃的本性，看见吃的东西就好开心，再也不用每天吃稀饭了。

◎腹泻的居家照顾

不管是细菌性还是病毒性的肠胃炎，治疗都是以支持疗法为主，也就是以"帮助孩子度过生病的日子"为主要目标，而不是投予抗生素或者某种神奇的药物治疗。所谓支持疗法的意思是，不要让孩子在腹泻当中脱水，这是我们最主要的目的。随着年龄不同，照顾的方式也不同。

婴幼儿（喝母乳）

（1）喝母乳的婴儿大便糊糊的甚至黄黄的，一天不管几次都是正常的。有几个不正常的迹象：大便有血，大便有黏液，大便很臭且造成尿布疹、食欲减退、体重减轻、精神不佳、发烧。如果有以上症状才需要就医。

（2）喂母乳的母亲少喝刺激性的饮料（如可乐、咖啡、茶）可以减少婴儿的稀便。

（3）如果真的是肠胃炎，不要停母乳，继续喂食（不减量）。若小便量减少表示吃不够，可以增加奶量，或补充电解水。

婴幼儿（喝配方奶粉）

（1）停止喝配方奶粉。

（2）喝6～24小时的电解水。原则上小宝宝能喝多少就喝多少，不需要限制。

（3）若是三更半夜买不到电解水，可以用米汤加盐代替（做法：半杯米汤＋两杯水＋四分之一匙的盐）。

（4）经过6～24小时的电解水喂食，如果孩子腹泻减少，就可换回配方奶粉。

（5）如果连续拉肚子两天以上，请改吃无乳糖的奶粉。

（6）使用无乳糖奶粉后仍腹泻的话，第一天可以用一半的浓度（半奶），但记得第二天就要恢复原来的浓度。

（7）使用无乳糖奶粉直到腹泻停止3天后，才可换回原来的奶粉。

（8）如果您的孩子已经在吃副食品，可以吃以淀粉质为主的食物：米汤、稀饭、米饭、馒头、微烤的吐司、苏打饼干、面条、马铃薯。水果可吃苹果或绿色的生香蕉泥。

大孩子（一岁以上）

（1）改吃以淀粉质为主的食物：稀饭（可搭配少许海苔酱、酱瓜汁）、米饭、馒头、微烤的吐司、苏打饼干、米汤、面条、马铃薯。水果可吃苹果或绿色的生香蕉泥。

（2）上述淀粉质饮食要持续到没有腹泻后一到两天，才可以恢复正常饮食。

（3）不要吃蔬菜以及其他水果、蛋类、豆类、油脂类等食物。

（4）补充水分很重要，喝白开水或电解水，不需限量。

（5）不要喝运动饮料、果汁、牛奶等，这些饮品会让您的孩子拉得更严重。

（6）止泻药可以配合着吃。然而，药物只是辅助，食物控制才是重点。有些较强的药物要在医生的指示下服用，切勿自做主张。

◎常见的错误观念

（1）运动饮料补充电解质：错误！运动饮料的糖分太高，电解质又太少，这些糖分会让孩子腹泻更厉害，而且得不到足够的电解质。使用市售的电解水或者上述的咸米汤才是正确的。

（2）喝6~24小时的电解水，都没有养分，孩子会营养不良：错误！孩子不会因为这一小段时间就营养不良。

（3）既然这样，那电解水就喝久一点或者一直喝半奶：危险！超过一天继续给热量不足的电解水或半奶，会让孩子逐渐失去能量，那就真的会营养不良！请喝足够浓度的无乳糖配方奶或者母乳。

（4）一喝就拉，一吃就拉，那喝少一点好了：危险！一喝就拉或一吃就拉，这是肠胃的反射行为。腹泻时水分养分流失，更要补充足量的液体，甚至要比平常更高量。不管是电解水或无乳糖奶，都应该喝到足量！如果拉肚子严重到有尿布疹，请擦氧化锌药膏或凡士林，每次换尿布就擦，擦越厚越好，不要只擦薄薄一层。

（5）止泻药都没有用，换一个强一点的：危险！小儿止泻用药本来就应该比较温和，况且没有任何一种神药可以完全停止腹泻。有些成人的药给孩子吃，虽然可以马上止泻，然而不久之后婴儿腹胀如球，痛不欲生，哭闹不休。

◎预防腹泻

肠胃炎几乎都是粪口传染，上厕所没洗手，摸了门把或水龙头，其他人又再去摸，就被感染了。病毒性肠胃炎也可以飞沫传染，真的是防不胜防。然而，洗手永远是防止感染性肠胃炎传播的主要方法，不论是上完厕所或是帮孩子换完尿布后，都要洗手。

至于细菌性肠胃炎有时候来自不干净的水和未煮熟的食物，如鸡肉、蛋。因此，不要喝山泉水，也不要喝地下水，不管什么水应该烧沸。熟食是最好的保护，生食永远有潜在的危险。

有时候妈妈在厨房处理未烹调的鸡肉或是鸡蛋，宝宝一哭，忘记洗

☆ 就医的时机 ☆

1. 经过上述方法照顾两天失败。

2. 您的孩子粪便有血丝。有血丝可能是细菌性肠胃炎，发生在幼儿身上，也可能是肠套叠的表现。总之，此时应该就医，由医师判断严重度。八小时都没有尿尿，精神不佳。

3. 活动力减弱，尤其是三岁以下的幼童。

4. 您的孩子腹泻合并发烧已经两天。

5. 慢性腹泻达两周以上。

手，就处理小孩的食物，因而让宝宝暴露在细菌当中，这是常见的卫生漏洞。

另外，偏绿色的生香蕉有助于止泻，但熟透的香蕉是帮助排便的，这两者功能各有不同，家长要辨明。

17.便秘

不知道为什么，小孩便秘竟然成了现代的文明病。很多妈妈愁眉苦脸地带孩子来门诊，就是为了解决孩子大便很硬，大便会哭，大便会出血等等问题。

首先妈妈要知道的是：什么是真正的便秘？第一，大便会痛，会哭，甚至流血；第二，粪便太硬，用力挤10分钟以上还是出不来；第三，超过3天才大一次便，而且很硬。有这些症状其中一项，才是真正的便秘。

什么不是真正的便秘？第一，喝母乳的宝宝超过3天大便一次，甚至七八天一次。只要是软便都不算便秘。第二，粪便虽然很粗，量很大，但是宝宝用力挤就可以挤出来，不哭不闹，只是脸红脖子粗，这是正常的，不算便秘。

如果您的宝宝有便秘的问题，请认真地参照我下面的做法，大部分的孩子都能改善。

◎六个月之前的宝宝

（1）如果可以喂母乳，就尽量喂，喝配方奶粉比较容易便秘。

（2）如果已经喝配方奶粉了，也没有母乳可用，可以在正常的喂食以外，给宝宝喝一些水（约60～120毫升/天）。注意，这些水不要和正餐一起喂食，最好是分开给比较好，才不会影响热量摄取。

（3）如果超过两天没有大便，可以在肛门处抹凡士林。

◎六个月以上的宝宝

（1）快点把奶量慢慢减少，开始添加辅食。牛奶是便秘的元凶，能少则少。

（2）辅食每天至少两次，必须含有高纤维的水果泥、蔬菜泥。蔬菜量要够多，不可以只有一小片菜叶而已，至少要20克以上。蔬菜要用榨汁机打烂，避免纤维太粗打不烂的菜梗。至于水果，高纤维的包括橙子、木瓜、梨、葡萄、李子、桃等等。至于番石榴、苹果与香蕉（熟透的香蕉除外），皆帮助不大。

（3）辅食的稀饭或米糊，请改用糙米来熬。

（4）辅食里要加一点油（牛油、猪油皆可）。

◎一岁以上的孩子

（1）基本上可以不用喝奶了。此外，酸奶、磨牙饼、零食，通通都停掉。

（2）吃糙米。糙米是最好的益生质；很多妈妈只吃益生菌，却不知道没有益生质，益生菌很快就没了，根本没有效果。

（3）更大的孩子可以吃全麦面包、高纤饼干等等富含益生质的食物。4岁以上的孩子可以吃爆米花（但不可以把咖啡色硬硬的壳吐掉，那才是最重要的部分）。

（4）确定孩子每天都吃足量的蔬菜与水果，请注意"足量"。高纤维的水果请看上面所述，如果是能吃皮的水果，尽量连皮吃。

（5）果汁可以喝黑枣汁。其他果汁如橙汁，都不是很有效，除非把纤维打进去。

（6）多喝水。另外，这个年龄的孩子可以喝蜂蜜水。

（7）食品里要加一点油（牛油、猪油皆可）。

至于软便剂，只是急性期用来缓解便秘的症状，暂时吃一阵子，同时依上述建议改变饮食，之后就不应该再一直吃药了。较大的孩子如果正在训练上厕所，必须规定他们每天都要排便。益生菌虽然有帮助，但是要配合益生质（糙米、全麦制品）的摄取，光靠益生菌可能效果不佳。其他什么牛奶泡浓、泡稀、换奶粉品牌、吃中药等做法，皆不建议。持之以恒，相信能让您的宝宝排便顺畅！

18.泌尿道感染

成人会有泌尿道感染，婴幼儿也会有泌尿道感染。大人或学龄儿童的泌尿道感染，多半是憋尿又喝水少所引起的，然而，婴幼儿的泌尿道感染则不一样。很多家长听到宝宝得"泌尿道感染"都很惊讶，总是会问："小宝宝也会得泌尿道感染喔？"答案是会，而且还不少。

婴幼儿泌尿道感染在一岁以下，以男婴居多，一岁以上则是以女婴为主。正常尿道口就有一些细菌存留，这些细菌大部分来自肠胃道（就是粪便）。因为婴幼儿的尿道比较短，所以这些细菌很容易就会往上游到膀胱里面，如果没有及时排出，黏上了膀胱壁造成发炎，就是泌尿道感染的开始。如果只是膀胱发炎，我们称之为"下"泌尿道感染；如果细菌继续往上游，侵犯到肾脏，我们就叫做"上"泌尿道感染，或者称之为"急性肾盂肾炎"。

不同于大部分的儿童感染症，泌尿道感染几乎都是细菌感染，也就是需要用抗生素治疗。但是在使用抗生素之前，一定要先确定有细菌，而且要找到是哪一种细菌，这样用药才会准确。

正如我上一段提到，有些尿液检查并不是很准确，要更确认诊断，就必须做尿液培养。婴幼儿的尿液培养有两种做法：一是用经皮肤穿刺，一是用导尿管单次导尿。至于自己会尿尿的小孩，同样留中段尿培养就可以了。但是要留两套以上才准确，不可以只留一套。

爸爸妈妈听到经皮肤穿刺或是用导尿管，都吓呆了。别担心，技术好的医师，经皮肤穿刺进膀胱取尿，10秒内就解决了；而用导尿管导尿也是30秒内可以解决的，其他时间都是在消毒，其实不会很痛，也没那么恐怖。

经过尿液培养的步骤之后，就可以

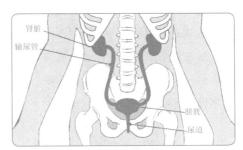

肾脏
输尿管
膀胱
尿道

人体的泌尿道系统

Q问与答 怎么发现宝宝有泌尿道感染呢？

A：通常就是孩子"高烧不退"，却又不明原因，没有其他症状，带到医院检验小便，才发现的。会表达不舒服的孩童，则可以表达三个症状：尿频、尿急、尿痛。到了医院，医师认为可能是泌尿道感染的话，可以自行留取孩子的"中段尿"，送去检验。所谓中段尿，就是刚开始尿的不要接，过一两秒之后再用杯子去接，尾段的尿也不要留。

初步检验的小便，是要看看尿液里有没有白血球。为什么要检验尿里的白血球呢？简单来说，就像是有强盗的地方就会有警察一样，通常有细菌的地方，白血球就会跑来。如果小便里的白血球数目超过正常值，我们就会怀疑病人得了泌尿道感染。

注意喔！这样的初步检验并非百分之百准确，事实上，准确度大概只有80%，也就是说，即使检查正常，也有20%可能是泌尿道感染，而即使检查是异常，也有20%是虚惊一场。所以，临床的诊断与医师的经验，这时候就很重要了。

开始使用抗生素了。因为培养细菌需要三天的时间，所以前三天的抗生素是经验性疗法，也就是"用猜的"。一般医师猜中的几率很高，不过偶尔也会有猜错的时候，那么就等三天后培养报告出来，再决定要改用哪一种抗生素。大孩子感染如果不是很严重，这三天的抗生素可以带回家吃；但是婴幼儿的感染，通常还是住院用静脉注射抗生素比较保险。

婴幼儿的泌尿道感染，除了用抗生素治疗以外，还要确认是下泌尿道感染还是已经侵犯肾脏，成为急性肾盂肾炎。如果是后者，那么治疗时间要10～14天（住院注射一周，回家口服一周），但如果是前者，那么烧退两天就可以停药了。要怎么确认是下泌尿道炎还是肾盂肾炎呢？有两种做法：一是超音波检查，二是核医摄影。总之，医生怎么安排，就配合着做就好了，等结果出来，就可以知道要治疗多久。

经过超音波与核医摄影检查，若确定细菌已经侵犯到肾脏，那么就还要再做一个检查，就是"排尿膀胱尿道摄影"。这又是什么呢？简单地说，在婴幼儿时期，得急性肾盂肾炎的孩子当中，有1/3的几率是有先天性泌尿道的异常，这1/3的孩子如果没有被检查出这些异常，将来会反复患泌尿道感染，却不知道原因，久而久之，甚至可能会伤害到肾脏。因此，为了这1/3的可能，我们会做排尿膀胱尿道摄影的检查，看看有没有问题，其中最主要的异常就是有名的"膀胱输尿管逆流"。

膀胱输尿管逆流是先天性异常，意思是输尿管与膀胱的"接头松了"。如果这个接头松了，尿液就会从膀胱一下子窜到输尿管，甚至跑到肾脏的肾盂，若是尿液里有细菌，也难怪会感染急性肾盂肾炎了！如果医师发现孩子有膀胱输尿管逆流，根据严重度不同，有不同的处理：最轻微者定期追踪即可或者吃预防性的抗生素；最严重者则要开刀矫治。

经过这么多检查，折腾了半天，孩子终于可以治疗完成。如果是年龄较大的孩子得病，叫他以后多喝水，不要憋尿就可以了。如果是婴幼儿得病，但是没有肾盂肾炎，或者是虽然有肾盂肾炎，但是没有膀胱输尿管逆流，那么就算是偶发事件，将来可以放心，只要按照原先的照顾方式让宝宝长大就可以了。只有被检查出泌尿系统有先天异常的宝宝，将来得持续追踪。大部分轻微的膀胱输尿管逆流，在6岁之前都会自动复原，只有少部分严重的个案需要开刀矫治。

很多家长因为孩子得到泌尿道感染，互相指责对方尿布换得不勤、孩子照顾不周，或者怪到保姆或爷爷奶奶头上，这误会大了。虽然说泌尿道感染的细菌是从大便来的，但是根据研究，再怎么勤换尿布，也没办法预防泌尿道感染的发生。

重点整理：

要预防泌尿道感染，应该从保持尿道口黏膜的完整性着手，比如说：

（1）用清水冲洗会阴部与尿道口，不要使用肥皂或任何清洁液，这些刺激性的物质会伤害黏膜，更容易导致感染。

（2）不要用力搓洗会阴部或尿道口，照顾男宝宝时更不可用力推挤包皮，这些都是危险动作，会伤害黏膜。

（3）幼儿泡澡也尽量不要使用沐浴液。

至于年龄较大的儿童，规定每天要多喝水，并且至少每四小时小便一次。家长可以观察孩子尿液的颜色，如果偏黄，表示喝水分太少，要补充更多。便秘的孩子容易憋尿，所以如果孩子有便秘，也要同时处理。

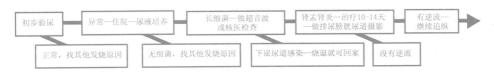

19.玫瑰疹

有一个1岁大的小女婴因为不明原因发烧住院，她烧了两天，每天都烧到40度，而且还有轻微的拉肚子。住院以后尿液检验白血球轻微上升，所以就被当做泌尿道感染治疗。治疗了三天，尿液细菌培养和粪便培养也没有发现任何细菌。她高烧了五天，自己就退烧了；退烧的当天，身上开始冒出一粒一粒的红疹，而且越来越多，到了退烧的第二天，几乎从头到脚都长满了这种不痛不痒的粉红色斑点。这个孩子的症状，就是典型的"玫瑰疹"。

玫瑰疹是儿科医师展现"未卜先知"能力的疾病——胆量小的、极度谨慎的医师，可能会像上述例子一样，当做其他疾病来检查与治疗，绕了一大圈，最后才发现原来只是虚惊一场。胆子比较大并且经验丰富的医师，可以预测可能是玫瑰疹，多等个两三天，最后疹子一出，真相大白，家长与医师都很高兴。玫瑰疹这个疾病，一定要烧满四五天，疹子才会出现，因此在刚开始发烧的前三天，非常不容易诊断，再怎么有经验的医师，还是有可能会猜错。

这里提供一些秘诀，可以让家长或许早一点怀疑病童得的是玫瑰疹，进而少做一些无意义的检查与治疗，减少孩童的痛苦。

1.玫瑰疹的病童年龄要小，一般发病的年龄在两岁以内，更大的孩子就要小心其他诊断。

2.玫瑰疹常常是发高烧，动辄39、40度，而且反反复复持续四到五天。如果温度太低，我反而会怀疑是其他疾病。

3.玫瑰疹的病童没有呼吸道症状，也就是没有咳嗽，没有流鼻涕，食欲正常，不会呕吐。唯一的线索是，会有轻微的腹泻，但不严重。

4.玫瑰疹的孩子精神很好。除了发高烧的时候有点懒洋洋之外，吃了退烧药后，一定会活蹦乱跳。

5.最后一个症状，要医师检查喉咙才看得到，就是喉咙有点泛红、发炎。

玫瑰疹没有快速筛检，没有血液、尿液或任何检查可以早期证明。所以，如果上述五项都符合的话，我通常会等满五天，等玫瑰疹子冒出来。最终若是我猜对了，那么就是皆大欢喜的局面；如果满五天还是没有疹子冒出来，我才会开始朝其他疾病去检查，包括检验泌尿道感染或抽血等。

在玫瑰疹发烧的那几天，家长要怎么照顾病童呢？其实就是照顾他的体温就可以了。发烧要怎么照顾，可以参考第四章第一篇文章"发烧"。至于吃与喝，都没有特别的禁忌。最重要的是放轻松，注意观察孩子的精神与食欲，若真有明显下降，才要赶快就医。

20.需注意的皮肤病征

儿科的皮肤病征实在太多了，包括病毒疹、异位性皮肤炎、荨麻疹、湿疹、出血点、蜂窝性组织炎……身为一般的父母，实在不可能——辨明或判断，还是得靠医师的帮忙。所以，这里我只介绍两种需要赶快就医的皮肤病征：一个是出血点，一个是蜂窝性组织炎。

出血点与蜂窝性组织炎 ●●●●●●●●●●●●●●●●●●●●●●●●●●

Q：什么是出血点？

A：出血点就是皮肤的微血管破裂。

Q：为什么会破裂？

A：这是儿科医师才需要知道的细节。疯狂大哭过后的幼儿，眼睛周围的皮肤也许会出现细小红斑，此出血点是因为哭太用力，把血管挤破了，这种不需要担心。但是如果身上其他地方发现出血点，原因可能是血小板过低、过敏性紫斑或者更严重的败血性血栓等等。反正，不是什么好事，赶快挂急诊就对了。

Q：怎么分辨皮肤上出现的红点是否为出血点呢？

A：很简单，拿一个透明的玻璃杯，轻轻压在宝宝身上的红色斑点，如果轻压之后，透过玻璃杯观察疹子就不见了，颜色一压就褪色，那就属于一般的红疹；相反，如果透过玻璃杯，疹子依然鲜红或泛紫，表示此为出血点或紫斑，需迅速就医，做进一步诊断。

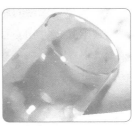

辨别出血点的方法

Q：什么是蜂窝性组织炎？

A：蜂窝性组织炎，跟蜜蜂一点关系也没有，其实就是皮下组织感染。我们的皮肤是一个厚厚的城墙，坚固地挡住外来伺机而动的细菌们。然而一旦皮肤出现伤口，这些细菌就会侵入我们的皮下组织，如果抵抗力不足，就会变成蜂窝性组织炎。

蜂窝性组织炎一定要有四个要素：红、肿、热、痛。我听过太多这样的故事：小朋友被蚊子叮咬，当天马上肿一大包，被当做蜂窝性组织炎，给予抗生素治疗。但是在这个孩子身上，只有一点点红，虽然很肿，但是没有热，压了也不会痛，这大部分是过敏性水肿，而不是蜂窝性组织炎，因为里头根本没有细菌。

真正的蜂窝性组织炎，一定会先有一个伤口——可能是抓伤（人或动物）、咬伤、割伤、刺伤，进而开始泛红、肿大、触摸会疼痛，最终可能会发烧。蜂窝性组织炎一定要赶快就医，用抗生素治疗才会痊愈。

这里提醒大家一下：蚊子叮咬的伤口或者注射疫苗的针孔都很小，不可能一天之内细菌就入侵，除非用手抓破皮，细菌从指甲抠入伤口里，经过48小时才可能变成蜂窝性组织炎。所以真正令人担心的是"抓痒"这个动作，而不是蚊子叮咬本身。所以，

"被蚊子叮立刻变成蜂窝性组织炎"是错误的。

21.何时挂急诊

您是否有这个经历？当孩子生病了，表现出一些症状，心急如焚的您手忙脚乱地送孩子到急诊室，换来医生一阵白眼，一副"又没怎样，干嘛那么紧张呢？"的表情。到急诊求诊的原因比例如下：发烧占26%，感冒或耳痛占21%，出疹、受伤、哭闹或呕吐、拉肚子占15%。就我的经验而言，来看急诊的家长还有一个主要的原因是——对症状的过度惊慌与紧张，使他们不得不想以最快的速度得到解答。急诊应该留给急性重症的病人，不要滥用这个急救的空间。

这里告诉家长们什么时候要送急诊，其他时候门诊挂号就可以了。有些严重的病征就不用强调了，比如说大面积烫伤、大出血、呛到窒息、抽搐、昏迷等等，不可能不送医急救。下面列出的是一些您可能会不是很确定是否严重，但事实上是要快点来就医的状况。

（1）一个月以下的新生儿精神变差：可能是严重的败血症，快送医。

（2）.精神涣散：若您的孩子不哭不笑，眼睛只盯着一点看，整个人软趴趴的，快送医。

（3）一碰他就喊痛或尖叫：快送医。

（4）不能走路：可能是脚的问题，也可能是脑部疾病（如脑瘤），常常也是严重腹痛的表现。

（5）肚子痛到不能走路：可能有严重腹部感染。

（6）睾丸或阴囊疼痛：如果是年龄比较大的孩子（13岁以上）要小心睾丸扭转。

（7）喘：这是最重要的症状，也是最难辨别的症状。首先您要确定孩子不是鼻塞呼吸很大声，先用食盐水清洗鼻子后抽鼻涕，再予以判断。不管是呼吸费力，呼吸有哮吼声或"咻咻"的喘鸣声，都应该快点送医。体温正常时呼吸若大于60次/分钟，唇色发紫，胸肋凹陷的话，更要快点就医。

（8）唇色发紫：缺氧，快就医。

（9）流口水：不是婴幼儿的一般流口水，而是本来已经不会流口水的孩子，突然不能吞咽，口水直流，才是不正常的。这可能是吞咽困难，可能是口咽任何的疾病

（如肠病毒、会厌炎等），所以要尽快就医诊断。

（10）脱水的征兆：您的孩子若因为呕吐或腹泻严重，可能会有脱水的现象，包括八小时未解尿，眼眶或囟门凹陷，精神不济等等。年龄较大的小孩不会吐一两次就脱水，无须太紧张，先观察有无其他脱水的征兆。

（11）身上有紫斑或出血点：身上若有红色的出血点，或紫色的斑点，要迅速就医。

（12）高烧40度以上，或者婴儿温度低到36.5度以下。（参考第一篇"发烧"）

22. 小儿用药安全

在本章的最后，我来跟各位家长谈谈小儿用药的一些基本观念。

（1）儿童少吃药。不管是中药或是西药，没有任何一种药是没有副作用的。如果有少数中药总是强调天然植物提炼，完全不提其副作用，那么这是一种欺骗的行为。至于大部分西药则很诚实地将副作用写在用药说明上，万一不幸发生了不良反应，就可以回溯调查是哪一种药所引起的。然而，一种药加上第二种药会发生什么事情，有时候就很难判断了；如果再加上第三种、第四种、第五种，配合各式各样不同的食物，说实在的，会迸出什么不良的火花，恐怕神仙也难知道。

许多药物上市之前仅只有成人的临床试验，并没有通过儿童的部分。因此，您的孩子若是看病后，拿到的处方单上的药物种类超过七种，恐怕要问清楚后才给孩子服用。对于儿童用药而言，吃药种类能少就少！

（2）大部分的感冒药，都是可吃可不吃。我相信这个观念与许多人的认知有很大的不同。很多人都以为，早点吃药，病早点好，其实不尽然。儿童用药最常开立的不外乎是退烧药、化痰药、鼻涕药、止泻药、胀气药等，孩子吃了这些药物病会好吗？不，绝对不是的。

这些药只是"症状治疗"，也就是"让您的孩子在生病的过程中舒服一

天然提炼不等于安全的代名词，很多不好的东西也是天然植物提炼的——比如说大麻。

点"，却起不到杀菌的作用。事实上，超过90％小儿急性感冒，都是以病毒感染为主；而对于几乎所有的病毒，医学上都没有特效药（流感病毒除外），必须靠我们的抵抗力自然杀死它。不同种类的病毒，病程需要的时间不一样，有些病毒需要两天，有些则需要五天。如果病毒需要五天才会痊愈，不管吃不吃药，都一样会生病五天才会痊愈。

"真的吗？"您可能大吃一惊，是的，正是如此。再次强调，吃药的功用就是让孩子在生病的过程中舒服一点。您可能曾经历过发烧的孩子因为畏寒而哭闹不休或是痰太多咳嗽到生气大哭，流鼻涕流得满脸，这些不舒服的症状，都可以通过吃药得到些许改善。

因此，如果症状已经减轻很多，家长决定不需要再吃药，也是没有关系的。另外，如果孩子极度抗拒吃药，每次喂药都要哭闹一两个小时，那么，吃药反而成为他最大的痛苦。在症状轻微的前提下，就别再吃药了。但是有些用药是不可以擅自停止的，比如说抗生素、鼻喷剂或吸剂、免疫疾病用药等等，如果不清楚，可以请问处方的医师："这些药一定要吃到完吗？"相信医师会给您正确的答复。

（3）药物分装，比混在一起好。WHO在儿童用药的指引中提到，不同的药应该用不同的包装，并标明不同的用法。这一点在大医院都做得到，许多诊所也有很好的标示，然而有少数医师是通通磨好粉混在一起，这是不正确的。

（4）药水比药粉好。您喂孩子吃过"早晚各四分之一"这种处方的药物吗？如果您曾经自己磨药粉，就知道这是个多么困难的"手艺"。就算有专人帮您磨好粉，混着药水一起喝，您看到小杯子上还残留着一些药粉吗？究竟您的孩子真正吃进去多少剂量，恐怕没有人能回答。当然，有些药物并没有药水的剂型，没得选择，只好开药粉，或者孩子非常痛恨药水，那也只好用药粉。但除此之外，药水还是比较正确的儿童用药。

（5）药粉请在吃之前才磨。马偕医院药局常常被人投诉抗议，说他们都不帮家长磨药粉，实在是哑巴吃黄连，有苦说不清。卫生署早已强烈建议儿童用药不可在医院磨粉，以免污染到其他药物，或者造成药效衰退。您可能不知道，从药片拆开被磨粉的那一刻开始，药品就开始变质；到了第3天甚至第5天，药效甚至已经降低至50％，这样的药，还有效果吗？所以我的建议是，买一个磨药器（不到五元），跟医师说："我的药自己磨就好。"拿原装的药片，等孩子吃药前再磨粉。

（6）不要随便打点滴。我已经听过太多位家长跟我请求："打点滴让孩子快点好。"我的答案常常是："不好不好。"医学上应该要有的共识，就是"药能用吃的就不要用注射的"。静脉注射点滴通常只在非常时期。比如说，无法进食（肠胃道出血、阻塞）、脱水、休克、低血糖等须快速改善或急救的状况。所以，能吃、能喝、能跑、能跳的孩子，绝对不需要打点滴。点滴液的成分，如果没有加入其他药物，基本上就是生理盐水和葡萄糖。

还有家长要求在点滴里加入退烧药，这就回到我刚刚的原则：药能用吃的，就不应该用注射的。如果您知道每年都有人因为注射退烧药而产生过敏性休克，应该会和我一样，决定还是吃药比较妥当。最后，如果您觉得打点滴之所以会有精神变好的效果，纯粹是因为强迫卧床休息所导致的。

儿童用药一向是由大人来主导的，儿童不能为自己的权益发声，只能默默地接受。所以，为了自己的孩子，请勇敢地跟医生说："我孩子的处方请减至最少，不必帮我分装，也不必帮我磨药，能开药水最好，点滴或者肛门塞剂能不用就不用。"相信只要是有良心的医生都会非常乐意配合的。

23.找一位适合的小儿科医师

一位合适且能沟通的小儿科医师，对宝宝的健康与家长的心情，是非常重要的。如何分辨谁是好的儿科医师呢？我认为有三个重要的指标：第一，问诊与身体检查要仔细；第二，不随便开药，或随便开立抗生素；第三，愿意花时间解释病情或检查结果。

要怎么知道医师身体检查是否仔细呢？告诉大家一个小秘诀，如果替婴儿看诊的时候，会细心地把尿布解开检查的医师，就算是符合仔细的条件了。至于开药的内容，看看药单的项目，一般不要超过七种，若是能控制在四种药物之内，可以算是非常高明的小儿科医师。最后一项清楚解释病情，就要看医师与病人之间是否有"默契"；至少，家长要听得懂医师讲的话，沟通顺畅，而医师也肯花时间解释到让您大致了解状况，这才算圆满达成。

十八岁以下的儿童，最好固定给一两位信任的小儿科医师看诊。家长不要自作聪明，依症状自己去找耳鼻喉科、泌尿科或胸腔科看诊，这样不是很正确的做法。非儿童专科的医师并没有接受儿科医师养成的三至五年训练，许多儿童的问题，也不尽熟悉。不管孩子生了什么病，呼吸道也好、肠胃道也好、皮肤病症也好，应该先让您信任的那位小儿科医师诊断之后，在必要的状况下转诊，这才是最好的模式。根据统计，借由这种模式看诊的医疗纠纷最少，相对的正确诊断的几率也比较高。

在大医院里，儿科部门里还有若干分支，比如说小儿内科、小儿肠胃科、小儿感染科、小儿肾脏科等等。同样是肠胃科医师，小儿肠胃科医师和大人肠胃科医师，看的疾病范畴是不一样的，对于诊断与治疗的学问也大不相同。

第5章
三大过敏症

1　气喘

2　过敏性鼻炎

3　异位性皮肤炎

4　预防过敏性疾病

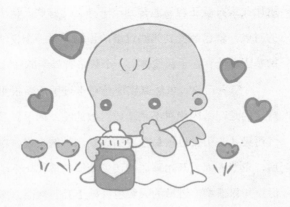

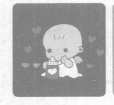

第5章 三大过敏症

　　现在儿科门诊的小病人，几乎有一半都有过敏体质——有些是过敏性鼻炎，有些是异位性皮肤炎，也有些是气喘。越来越多的家长困扰着，为什么以前过敏的人没那么多，现在孩子却动不动就过敏呢？

　　为什么过敏的孩子会增加？目前有几个可能的原因：

　　1. 诊断率增加：过去在感染症肆虐的年代，谁会在乎家里的小孩早上起来打个喷嚏呢？但时代不同了，如今因为疫苗与抗生素的发展，受感染的孩子已经越来越少；而当孩子有些恼人的过敏症状，就越来越常被带到诊所或医院求医，诊断率因而增加。

　　2. 家族遗传：目前科学家逐渐在寻找一些导致过敏的基因，试着解释家族里过敏的倾向。有趣的是，目前看来，似乎母亲过敏比父亲过敏还容易遗传到孩子身上。有些人认为胎儿还在子宫的时候，就已经受到妈妈过敏的影响。另一个说法是，重要的过敏基因可能存在于粒线体（一个只带有母亲DNA的胞器）。

　　3. 空气污染：虽然家族遗传对于过敏诊断很重要，但是可以肯定的是，基因绝对不是造成过敏的唯一凶手。我个人认为，空气污染才是引发过敏最重要的因素。举例来说，在柏林围墙倒塌后，东德人因为开始移居或接受西德的现代化生活，环境中空气污染与日俱增，过敏的人数也开始上升。然而，东德人们的基因并没有改变过，是环境的污染使他们的过敏被引发。

　　4. 社会化的影响：研究发现，高知识水平家庭的后代，比低社经阶层的后代更容易过敏。低社经阶层的家庭通常妈妈很年轻就生小孩，而且生很多，和老人家住一起，是大家庭的结构。这些因素是哪一项可以降低过敏的机会呢？目前还不清楚。有人认为高社经地位的孩子常常待在家里看电视，很少出外走动，因此增加接触屋子里过敏原（如尘螨、霉菌）的机会，也是造成孩子过敏的原因。

5. 更多样化的过敏原：过去，狗、猫都养在户外。现在，狗、猫都养在家里，而且有宠物的人口越来越多。这些宠物是否增加了孩子暴露在过敏原之下的机会？另外，因为全球化的关系，孩子吃的食物也越来越多元化，可以吃到世界各国的风味美食，但也间接地让孩子的肠胃道暴露于世界各国的食物过敏原之下。

6. 卫生理论与农场理论：这是近几年很热门且令专家们尴尬的理论。当各国致力于公共卫生，改善环境清洁之余，虽然减少了感染性疾病，却让我们的免疫系统"训练不足"，英雄无用武之地。比如说，寄生虫疾病在都市已经非常少见了，所以用来对付寄生虫的E抗体几乎已经碰不到敌人。这些抗体因而转向攻击我们自身的鼻腔、气管、皮肤，造成过敏鼻炎、皮肤炎与气喘。相反，住在乡下农场的孩子每天接触家禽家畜的细菌与毒素，免疫系统"训练有素"，反而比较不会过敏。但请不要误会，并不是每个细菌病毒都能保护过敏儿。比如说，受呼吸道融合病毒或者是百日咳感染的孩子，反而比没得过的孩子更容易产生气喘。所以"不干不净，吃了没病"这个俗语恐怕还要有一些运气的成分。

过敏的三大疾病：气喘、过敏性鼻炎、异位性皮肤炎，我将会在此章节一一介绍。

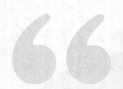

第一节 气喘

我自己在儿童时期就是个气喘儿，虽然长大以后已经很少发作，但是一直到现在，我的气管依然是个"尘螨侦测器"，只要哪里有尘螨聚集，我一定闻得出来。根据对自己疾病的长期摸索、临床上病人的反馈以及研读他人的研究结果，我对这个疾病有很多经验之谈，在此与各位分享。

首先要让各位做父母的知道：气喘，其实就是"过敏性气管炎"，它就和过敏性鼻炎、异位性皮肤炎一样，属于过敏体质的三大疾病。为什么要强调这个定义，是因为很多家长听到"气喘"二字，马上联想到电视上呼吸困难、命在旦夕、喘得面青唇白的画面，因而拒绝接受孩子被标上气喘的诊断。我认为，这一切都是因为中文翻译的问题，并且"喘"这个字，总是给人体弱多病、屡弱不济的不良印象。有些医师喜欢说"过敏性气管炎"，让家长听起来悦耳一点，倒也无妨，其实是一样的意思。

气喘（或过敏性气管炎）就像过敏性鼻炎一样，只是发生的位置在孩子的气管。如同鼻炎的孩子反反复复地打喷嚏、流鼻涕，气喘的孩子也是反反复复地气管发炎、肿胀、分泌物增加。一旦气管有这些发炎的现象产生，您的孩子就会开始咳嗽，试着把痰咳出来；如果发炎太厉害，气管阻塞，就会发出"咻～咻～"的声音了！

到底您的孩子有没有气喘呢？根据全球气喘创议组织理事会的指引，有6个指标可以让您自己在家检视：

1. 您的孩子曾经呼吸有"咻～咻～"的喘鸣声吗？

2. 您的孩子常常有夜间咳嗽的症状吗？

3. 您的孩子每次运动或者游戏完都会咳嗽吗？

4. 您的孩子接触到污染的空气或者是某种过敏原，就会胸闷、咳嗽或者发出喘鸣声吗？

5. 您的孩子每次感冒都痰很多，而且症状都超过10天吗？

6. 您的孩子以气喘的药物治疗后，症状有明显的改善吗？

上述这六个问题，只要有一项，就可以怀疑是气喘儿。家长必须知道的是，只有严重的气喘儿才会像电视上喘咻咻地，大部分孩子都是以慢性咳嗽作为表现，比如说夜间咳嗽或者感冒久咳不愈。如果您的孩子因为慢性咳嗽被医师诊断为气喘，千万不用惊讶，并不是一定要到喘咻咻的地步才能说他是气喘。

近年来，过敏性气管炎的人越来越多。重要的观念是，过敏体质一旦被诱发，就不可能回头了。因此我常跟病人说，过敏可以被控制，但不可能被根治。若您的孩子已经有了气喘，用任何药物、益生菌或是营养品等都只能控制不再发作，而不能根治，这点一定要了解。若有人号称能"根治"气喘，此人必定是夸大不实之士，完全不了解气喘的致病原因，家长一定要辨明。

接下来就来跟各位说明怎么好好控制孩子的过敏性气管炎。一共有环境控制、饮食控制、生活习惯调整与药物控制等四大任务。

1. 环境控制

大家都知道，环境中有许多会诱发气喘的因子，如尘螨、香烟、霉菌、油烟、空气污染、蟑螂等等，其中最重要的就是尘螨的防治。以下提供多种方法来灭绝尘螨与其他致敏原：

（1）降低室内湿度：当室内湿度在50％以下的时候，尘螨和霉菌这两大致敏元凶会很难繁殖。因此，当孩子去上课或者长时间离开房间时，请除湿。要注意的是，太干的空气也会引发气喘，所以孩子一旦回家，就把窗户打开通风。总而言之，就是房间里面没有人的时候才除湿。

（2）丢掉地毯、厚窗帘布、沙发坐垫、弹簧床及填充玩具：这些东西都是尘螨生长的温床，请赶快搬走，改用皮革或塑胶材质，或以木制家具取代。若无法移除弹簧床，须使用防螨套将床垫、枕头、棉被全部包起来，这非常重要。很多母亲舍不得花这个钱，天天洗床单：这样做完全是白费功夫。尘螨都躲在床垫里面，光洗床单是没有帮助的。

（3）不要再抽烟了：很多爸爸以为去阳台抽烟就没事，即便如此，也很难让屋内是个无烟的环境。长期暴露在有烟的致敏原下，孩子的气喘不容易改善。

最新的美国儿科医学会杂志刊登了一篇统合分析表明：孕妇抽烟，产后妈妈抽烟以及暴露在家里任何二手烟之下，都还是会增加约20％～30％的得病几率。只要家里有人抽烟，您的孩子就更容易气喘。

很多次门诊当中，病人的爸爸总是振振有词："医生，我都是出去外面抽烟"，或者是"在别的房间抽烟"，或者是"在抽油烟机下面抽烟"。我感受到了这些家长的这份苦心。问题是，这样做有帮助吗？

事实上，"三手烟"一样会增加气喘的几率。"三手烟"是什么？也许有些读者连听都没听过这个词，但相信大家都经历过，在KTV唱完歌之后，即使自己没有抽烟，头发和衣物还是会吸附这些味道，回家都要从头洗到脚。因此，如果只是"宝宝不在房间的时候抽烟"，那么家庭的地毯、墙壁或家具中，也依然会残留燃烧烟草后的化学物质，这就是所谓的危害于无形的"三手烟"。这些"三手烟"可以在室内停留很长一段时间，婴幼儿在不知不觉中接触或是吸入这些有毒物质，结果跟二手烟一样糟糕。

所以，若是家中有过敏体质孩子，这些有烟瘾的家庭成员真的要痛下决心戒烟，因为只要你们住在一起，宝宝就绝对躲不掉二手烟或三手烟的伤害。

顺带一提，有些孩子的气喘无法改善，是来自另一个类似二手烟的物质——点燃的香。该如何解决，是另一个大难题。

（4）寝具的洗涤：包上防螨套之后的床铺，您可能会再套上一个孩子喜欢的漂亮床单。这些床单枕套需每星期用摄氏55度以上的热水或烘干机先处理10分钟，或者使用杀螨化学制剂后，再以清水洗涤干净。这样做是借由加热或化学药物来杀死床单上的尘螨。请注意：杀螨化学制剂绝对不能取代防螨套。

（5）市面上有高效能粒子空气过滤系统的吸尘器和空气滤净器。使用这些可以稍微减少空气中飘浮的灰尘与尘螨，经济上许可的话，可以买一台。

（6）每周清理冷气及滤网：此步骤可去除灰尘、碎屑和霉菌过敏原。

（7）不要养宠物：狗毛、猫毛都是让孩子气喘的过敏原。

（8）如果可以，搬离污染的都市也是一个不得已的方法。

（9）大扫除时，尘螨过敏的病人应在清洁时及清洁后一小时内远离该处，因为此时致敏原是满天飞舞。

2. 饮食控制

绝对没有一种神奇的食物可以让孩子气喘马上得到控制，健康均衡的饮食是唯一法则，不可以吃零食。多补充水分对气管的湿润有帮助，因为这样会让气管的分泌物不会那么黏。温的饮品绝对是比冰冷的好，我建议气喘的孩子不要喝冰水，更不可吃棒冰。凉性或刺激性的食物也要禁止，如瓜类、橘子、麻辣锅等等。

> 我有几种食物吃了气喘一定会发作：橘子（以及任何形态的橘子酱）、香蕉、冰牛奶。但是吃橙子则不会。按照民间的说法，橘子是凉性食物，橙子则不是，在我身上可以得到印证。

近年来，益生菌的效果被过分夸大，好像每天喝个酸奶就可以免除过敏的烦恼，事实上，益生菌的效用并未经过临床医学证实。况且益生菌有非常多种类，不能说某科学家发现这种益生菌有效，全世界跟这种菌种类似的表兄弟姐妹也通通一样有效，鸡犬升天，没那么好的事。总之，气喘的孩子吃益生菌的效果目前是个未知数，我个人不予置评，只要您家庭经济许可，吃了也没什么害处。

3. 生活习惯调整

生活习惯当中，睡眠充足非常重要，绝对不要让孩子晚睡！作息不正常的话，气喘几天就很容易发作。感冒也是引发气喘的一个重要原因，所以如果饮食作息正常，减少感冒的机会，当然可以减少气喘发作的频率。

避免吸入冷空气也很重要。若是在冬天起床时，能给孩子一个温毛巾敷脸，让他不会马上接触到干冷的空气，并且出门时戴口罩，不要快速地吸入冷空气，对他们很有帮助。

适度的运动也同样重要。很多人误以为气喘的孩子是不能运动的软脚虾，实际上错得离谱。韩国游泳奥运金牌得主朴泰桓就是气喘儿，我自己也曾泳渡日月潭，大学时也是垒球队员，根本不受气喘影响。当然，所有的运动当中以游泳最好，因为游泳时呼吸频率温和，而且吸入的空气湿度高，不会刺激气管；然而近年来有关游泳池消毒的氯气与气喘的引发似乎引起争议。所以，游泳是否对气喘有正面的帮助，结论未明。我的建议是：能游户外露天的游泳池比室内游泳池要好，因为氯气浓度会低一点。

4. 药物控制

气喘的药物分为两种：保养预防药物和急性缓解药物。当一个孩子被诊断为气喘的时候，就应该开始使用保养预防药物；若是突然急性发作，咳得很厉害或者已经有喘鸣声，就应该使用急性缓解药物了。至于使用哪一种，由医师为您决定，切勿擅自作主张。

◎保养预防药物

（1）吸入型类固醇：吸入型类固醇每天一次或两次，剂量非常低（约为口服的1

／500），且局限在气管而不是全身，许多研究都指出，几乎没有任何的副作用，更不会影响生长发育。

（2）孟鲁司特钠片：每日睡前一颗。孟鲁司特钠片不是类固醇类，是另外一种白三烯素拮抗剂，副作用同样很小，但是效果比吸入型类固醇稍微差一点。

◎ 急性缓解药物

（1）口服或注射类固醇：因为是口服或注射，所以药物会进到全身。若是剂量过高或长期服用超过14天，会产生副作用，但短时间使用正常剂量则不需要担心。什么是正常剂量？我教大家怎么计算：每公斤每天一到两毫克。比如说一个10公斤的孩子，一天吃10~20毫克，是正常的剂量。

（2）口服气管扩张剂：气管扩张剂有很多种，有长效和短效之分，效果大同小异，这里不详细说明。有两个重点要提醒：第一，刚开始吃扩张剂手会发抖，这是正常的副作用，家长可以将药量稍微减少一点或者多吃几剂就不会抖了。第二，没有气喘的人，感冒是不需要吃气管扩张剂的！若是您的孩子并没有过敏性气管炎，可以不吃这种药，避免不必要的副作用。

（3）短效吸入型气管扩张剂：短效吸入型扩张剂是气喘者的救命仙丹，但也是滥用者的致命伤。一般急性发作时，可以用此药物缓减症状，但是不可以用过量，也尽量不要连续使用超过两周。

使用药物控制有三大原则：提早预防，勿排斥吸入型类固醇，使用方法要正确。

（1）提早预防：不要等到孩子喘到不行时才开始用药，那已经太晚了。既然已经有这样的体质，看到孩子咳嗽进入频繁发作时，就应该开始定时使用保养预防的药物。孩子感冒后容易引发气喘，所以感冒初期也应该开始使用保养预防的药物。激烈运动易引发气喘，所以运动前就应该用气管扩张剂预防发作。早点用药可以减少孩子发作到最严重的状况，若是到那种地步反而让他吸收更高剂量、更全身性的药物，得不偿失！

（2）勿排斥吸入型类固醇：有一些家长盲目地排斥任何的类固醇，坚持不肯让孩子使用，这种错误的观念真是害惨了气喘的孩子。到目前为止，类固醇是唯一可以帮助气喘儿的最有效的药物！当然，如果您的孩子使用口服类固醇，家长必须注意剂量

（请参阅前述）与疗程，不可超过两个礼拜，也不可常常服用。

如果家长对吸入型类固醇有所疑虑，我给大家算一遍。以20公斤的小孩为例，口服类固醇最低剂量每天每公斤1毫克，也就是一天要吃20毫克，一般治疗至少5天，所以口服一个疗程需100毫克的类固醇，这已经是非常低的剂量了。但吸入型类固醇每天只需0.2毫克，两者差距达500倍！也就是说，使用吸入型类固醇500天，才抵得上口服一个疗程的剂量。此外，吸入型药物只作用在呼吸道，大部分没有吸收到身体里，所以副作用几乎是零。

然而，吸入型类固醇就没有这个问题，即便吸三个月、五个月，甚至一年，都不会影响孩子发育。事实上，根据研究，气喘控制不良的孩子，因为长期咳嗽、食欲不佳、睡眠质量不好，生长发育都相对迟缓，长不高也长不胖；反而使用吸入型类固醇预防控制的孩子，睡得好，精神好，长得高，长得壮，学习效率也比较高！

（3）使用方法要正确：使用定量喷雾吸入型药物时，若是配合吸药辅助舱，效果可以加倍。吸药辅助舱可以让药物颗粒均匀的分布，不会黏在辅助舱上，吸气时药物也可以深入支气管，增加药物利用率。使用吸入辅助舱时，要深呼吸后憋气8秒钟，不会憋气的幼童，则让他自由呼吸30秒，记得不可以让面罩松开孩子的脸，以免漏气。另外，吸完类固醇后要漱口，以避免产生鹅口疮。预防性吸入型药物切勿自行停药，也不要想到才用或有症状才拿出来用，这都是不正确的使用方法。停药的时机应该跟医师讨论后才决定。

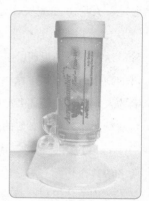

吸药辅助舱

总而言之，要持之以恒地照顾，习惯成自然，不只过敏性气管炎得到控制，其他各方面也一定会更健康。尽量减少照顾者的人数，才不会让整个照顾的质量不断改变，导致功亏一篑。如果不幸又再发作，以平常心看待，毕竟人生没有完美的事。好好配合医师治疗。孩子上了小学以后，发作频率会渐渐减少。这样的过程虽然辛苦，但对您、对孩子的将来都是一个充满祝福的过程。

我的童年常常在气喘中度过，当时没有很好的保养药物，靠母亲对我悉心的照顾，才有今天的我，至今仍铭感于心。相信将来您的孩子，也会这样感激您的恩情。

第二节 过敏性鼻炎

气管与鼻腔都是呼吸道的一部分，有过敏性的气管（气喘），就一定会有过敏性的鼻炎。以儿童而言，这两种疾病常常同时存在，只是程度上存在差异。根据研究，有气喘的病人80%会合并过敏性鼻炎，而有过敏性鼻炎的病人则有10%～40％合并气喘。可见，这两种疾病是"焦不离孟，孟不离焦"。

过敏性鼻炎的症状包括：流鼻涕、鼻子痒、鼻塞、打喷嚏。比如说，每天晚上睡觉都鼻塞，睡不好；每天早上起来，都会打好几个喷嚏；整天揉鼻子，加上黑眼圈……这些都是常见的过敏性鼻炎的症状。

过敏性鼻炎根据疾病持续的时间，可分为"间歇性"或"持续性"。间歇性的定义是：症状发生频率小于11天，或者反复发作不会连续超过四周；而持续性的定义就是：每个礼拜四天以上都鼻塞、打喷嚏，或者症状已经连续超过四周以上。然而，有些孩子虽然经常打喷嚏或鼻塞，但是不影响上学，不影响运动，不影响睡眠，也没什么不舒服，我们就归类为"轻度过敏性鼻炎"。相反，只要影响到生活质量，不管频率如何，我们都称之为"中重度过敏性鼻炎"。

刚刚提到，气喘与过敏性鼻炎的不可分离性，因此，会引发气喘的过敏原也同样会引起过敏性鼻炎。国际最具公信力的ARIA指引中提到，引起过敏性鼻炎的物质包括：

1. 户外最重要的过敏原：花粉和霉菌。

2. 家中最重要的过敏原：尘螨、宠物的皮屑、昆虫和霉菌。

3. 空气污染、二手烟等等。

4. 食物引起的过敏性鼻炎则非常少见。

很多家长问我是否要抽血验过敏原？我个人认为帮助不大（99%都是由尘螨、霉菌、狗毛引起的）。除非问诊时觉得病史很特别，或者治疗效果很差的病人，我才会帮孩子抽血验过敏原。否则，孩子挨一针很痛，却也得不到什么特别的答案，徒然浪费金钱与时间。

☆别再随便抽血验过敏原了

最近一篇医学报导显示，抽血验过敏原实不可取。在美国科罗拉多州，有125名异位性皮肤炎的小朋友曾经抽血检验过敏原，也根据检验结果被家长停止了某些食物。研究者把这些孩子请到医院来，针对这些已经被家长禁止的食物再给他们吃并且记录过敏症状。

研究发现，这些曾经被宣判不准吃的食物当中，89%给孩子吃了之后，一点反应也没有，也就是说，他们其实对这些食物没有过敏。这些食物包括奶、蛋、水果、肉类、带壳海鲜、花生、豆类以及大麦等等。这些家长经过医生的解释后，回家让孩子继续吃这些食物，大部分也都没有特别的问题，证明之前的禁食是不必要的。

在我的门诊也很常有这样的状况：有一些孩子因为抽血验了过敏原，从此就失去了吃某种食物的权利；有些孩子甚至这个不能吃，那个也不能吃，过得非常不快乐，而且瘦巴巴的。

事实上，要找出孩子对什么食物过敏，最好的方法就是"一项一项找"，而不是抽血验过敏原。如果孩子本身慢性过敏（比如说异位性皮肤炎）严重，可以将怀疑的某一种食物停掉两个礼拜，看看症状有没有改善；两周后再加回去，看看病情有没有恶化。如果都没有，表示这个食物是安全的，就继续吃吧。至于急性过敏（比如说荨麻疹）的诊断也是一样，如果不确定是不是某种食物引起的，可以等一阵子之后，再给他吃吃看，看有没有再度发作。如果又发生荨麻疹，才表示这个食物将来少碰为妙。不过这件事最好在离医院很近的地方做，如果突然休克，至少可以马上救回来（这种事发生几率极低，我只是小心谨慎而已）。

很多食物虽然在孩子血清中过敏抗体偏高，但是本人并没有任何症状，此时表示这种过敏原在小孩体内已经产生耐受性，也就是安全无虑的。

抽血验过敏原，应该非常谨慎地判断什么时候该验，而验出来的结果不代表小孩免疫功能的真正状况。不要随随便便因为抽血的结果，而让孩子禁食，否则，营养不良，得不偿失。

预防过敏性鼻炎，和预防气喘的方法几乎一样。然而因为过敏性鼻炎属于吸入过敏原引起的疾病，因此环境控制显得更为重要。

在气喘的环境控制里，我提到了九个应注意的事项，其中最有效的就是用防螨套将床垫、枕头、棉被全部包起来，控制室内湿度，创造无烟环境。至于其他的措施，虽有一定的帮助，但都不及这三项重要。至于养宠物，根据研究发现，不论您怎么卖力地清洗它，或者把狗屋放阳台，使用空气清净机等，都没有办法避免过敏性鼻炎的发生。因此，如果孩子的鼻炎真的很严重的话，很抱歉，宠物只有送人了，别无他法。

生活习惯方面，过敏性鼻炎的孩子也是应该作息正常、睡眠充足，避免晚睡。有同样毛病的家长应该很有经验，只要熬夜赶工作，过敏性鼻炎很容易就会发作。之前我也提到，饮食、作息正常可以减少感冒的机会，进而能减少过敏发作的频率。

清晨，吸入冷空气也会让鼻黏膜突然充血。因此，若是在冬天起床时，能给孩子一个温毛巾敷脸，让他不会马上接触到干冷的空气，并且出门时戴口罩，不要快速地吸入冷空气，对鼻子很有帮助。最后，适度的运动也同样重要。

至于药物控制的部分，有五个主要的类型：口服抗组胺药、抗组胺鼻喷剂、去鼻充血剂、类固醇鼻喷剂和孟鲁司特钠。这五种药物经过许多研究比较后发现：还是以类固醇鼻喷剂最有效。

◎口服抗组胺

抗组胺是对付鼻子症状最常被使用的药物。抗组胺有两种：第一代的短效型抗组胺，以及第二代的长效型抗组胺。

第一代短效型抗组胺，一天要吃三到四次，但是效果好、作用快，缺点就是会头昏脑胀，想睡觉，而且可能会影响肠胃功能。短期使用没问题，长期使用可能会影响儿童的认知能力和学业表现。

第二代长效型抗组胺，一天只要吃一两次，症状就会有所缓和，除了对打喷嚏没有帮助以外，对于流鼻涕、鼻子痒都有帮助。相对第一代，长期使用的副作用要小一些。

不管是第一代或第二代抗组胺，对于鼻塞都没有效，除非与去鼻充血剂合并使用。

◎抗组胺鼻喷剂

和口服的效果几乎一样，作用比口服快，副作用比较少，缺点是味道很苦，小朋友通常不爱喝。

◎去鼻充血剂

去鼻充血剂一般是含有类麻黄素，可以让鼻塞充血得到缓解。现在，去鼻充血剂很少单独使用，通常和抗组织胺做成"复方"药物。然而，去鼻充血剂副作用很多，比如说心悸、手抖、坐立不安、失眠等。因此，不建议使用于两岁以下的幼童。

◎类固醇鼻喷剂

类固醇鼻喷剂是治疗过敏性鼻炎最有效的方法。儿科最常使用的两种鼻喷剂——

糠酸莫米松和丙酸氟替卡松，研究显示都不会影响儿童的生长。长期使用类固醇鼻喷剂，对于打喷嚏、流鼻涕、鼻塞、揉鼻子、黑眼圈等症状皆有效果，是治疗过敏性鼻炎的最佳选择。临床上碰到最大的阻力是小朋友不喜欢喷剂的感觉和药的味道。不过目前已经有一种新的喷雾型鼻喷剂，可将不适感降到最低。

◎孟鲁司特钠片

孟鲁司特钠片对于过敏性鼻炎的效果不算太好，只对鼻塞有一点点帮助，而且只针对六岁以上的儿童。

长期治疗过敏性鼻炎，除了类固醇鼻喷剂之外，还有一个选择就是"减敏治疗"。减敏治疗的原理，就是把尘螨抗原（或其他过敏原）反复用皮下注射、鼻腔给予或者舌下吞咽的方式，让身体越来越习惯于这些过敏原，进而产生减敏的效果。

经医学证实，减敏治疗对于过敏性鼻炎是有效的。然而，不管是皮下减敏或者鼻腔、舌下减敏，治疗时间都非常长（3年以上），并且有时候会突然引发过敏反应。因此，在传统的药物治疗都无法有效控制病情的时候，才选择使用。另外，五岁以下的小孩并不建议给予减敏治疗。

鼻冲洗液对过敏性鼻炎也有些许的帮助。至于激光手术，除非您经过传统治疗都无效，或者鼻中隔有严重弯曲、长了赘瘤，或者严重感染等特殊状况，才会送去做激光手术或开刀处理，其他民俗疗法（包括针灸等）都证实是没有效果的。

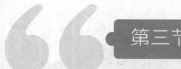

第三节　异位性皮肤炎

三大过敏症最后一症，就是异位性皮肤炎了。异位性皮肤炎变化多端，非常复杂，绝非三言两语可以解释清楚。我接下来尽量说明，虽不完美，至少让家长对这个疾病有初步的了解。

1.异位性皮肤炎是什么？

（1）在孩子的手上、脸上有红色的、痒痒的疹子。

（2）婴幼儿的异位性皮肤炎与大人的异位性皮肤炎好发的位置不同：婴幼儿的疹子常长在脸上、手肘外侧与膝盖；成人则是在手肘内侧、膝盖内侧、后颈部、脚踝。可以参见〈右图〉。

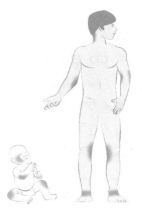

婴儿　　　成人
异位性皮肤炎好发的位置

（3）如果抓破皮有时候会分泌一些液体，而且整片皮肤都会变得红红的。

（4）平常的时候，皮肤很干燥。

（5）跟所有的过敏体质一样，异位性皮肤炎也跟遗传有关系，然而并不是绝对的。家人若有气喘过敏性鼻炎或异位性皮肤炎，孩子就会容易得到这个体质。

（6）异位性皮肤炎也与孩子皮肤的免疫系统有关，由金黄葡萄球菌等等细菌寄生在皮肤导致。

2.异位性皮肤炎发作的原因

（1）皮肤接触到刺激性的物质，比如说某种沐浴乳、衣服的荧光剂、洗衣液等等。

（2）吃到某些食物引发。

（3）天气变化，呼吸干冷的空气，尤其是在冬天。

（4）皮肤表皮有细菌入侵。

3.如何照顾异位性皮肤炎的孩子

照顾异位性皮肤炎有四大法宝：保湿、避免过敏原、止痒、抗发炎药膏。

◎保湿（保养）

（1）每天要多补充水分，洗澡时最好泡澡10分钟以上（但是水温不可以太高）。

（2）洗澡不可以用肥皂，若是婴幼儿用清水洗就可以了，也不要用力搓，把身体保湿的表皮都搓掉了。

（3）最好不要用洗发精，那样的话，会把头皮的保湿油脂洗掉。

（4）如果较大的孩子玩得全身脏兮兮的，可以用沐浴乳重点洗腋下、胯下和脚，其他地方用清水即可。

（5）泡完澡后，要给孩子擦保湿乳液。乳液越油，就越保湿；乳液越清爽，就越不保湿。不过，凡士林是最油最腻的物质，会把孩子的毛细孔堵住，反而会使症状恶化，不太适合。

（6）三个名词：膏、霜和乳液，越后者越不油。"霜"用在白天比较不会黏黏的；"膏"用在晚上，加强保湿效果。

（7）如果您的孩子正在急性发作，已经在擦类固醇药膏的话，要先擦类固醇，再擦保湿乳液。

（8）夏天可以每天保湿一次，冬天则是两次以上（最好3～6次）。好的保湿可以减少约50%的类固醇使用，努力加油！

（9）已经上学的孩子要随身带无香料的保湿剂，以便随时可以保湿。每周使用250～500克，才算足够。

（10）保湿乳液用哪一个牌子，这个问题我不做建议，尽量选用无香料的产品。网络上搜寻其他家长的使用经验时，不要看价格的高低，贵的东西不见得好。

◎ 避免过敏原（保养）

（1）沐浴乳本身可能就是孩子的过敏原，即便是过敏体质专用的沐浴乳也是一样！任何的物质都有可能是致敏物，只能说这些沐浴乳造成过敏的几率相对较低。

（2）要穿棉质的衣服，而不要穿毛衣或其他会刮皮肤的衣物。

（3）除了衣服和沐浴乳之外，也要避免其他任何可能会致敏的环境或物质：太热、太冷、太干、化学物质、洗洁精、衣服的荧光剂等等；新买的衣服要先洗过一次才可以穿；游完泳要泡个澡，把身上的消毒氯剂洗掉。

（4）如果您怀疑孩子吃了某种食物会使异位性皮肤炎更加恶化，可以将食物暂停两周。两周过后，再给孩子吃一次，若皮肤病变在24小时内又再度发作，表示您的孩子真的对此食物过敏，不能再吃了。不要轻忽这个最简单的判断方式，因为它比任何抽血检查都敏锐！

（5）奶蛋制品常常是过敏的元凶。不要犹豫，快停止喝牛奶吧！没有什么奶制品中的营养是不能被取代的。羊奶和牛奶是一样的，它并没有预防过敏的效果，反而会使情况更糟。如果仍未完全离乳的小孩，可以选择豆奶。

（6）避免尘螨。方法如气喘与过敏性鼻炎的照护一样。

◎止痒（治疗）

（1）用类固醇药膏可以改善皮肤瘙痒。

（2）口服抗组胺药在急性期也可以帮助小孩止痒。

◎抗发炎药膏（治疗）

（1）最常见的药膏就是类固醇

● 类固醇药膏有轻有重，请遵照医师的嘱托使用。

● 刚泡完澡之后，角质软化，此时马上擦药比较有效。

● 类固醇药膏使用上要注意：当您的孩子已经擦到好了以后（中等强度类固醇），不要马上停药，要继续用更弱的类固醇一天擦一次，维持两周才可以停。

● 只要您看到孩子身上有开始瘙痒的部位，就要开始用药，不要等到抓烂了才开始使用。

● 类固醇药膏有副作用，大家都知道。但是90％的病人可以得到好处，却只有0.05％的人会产生全身性的副作用。然而滥用类固醇药膏依然不是个好主意，因为会越擦越没效。其他副作用包括色素沉淀、皮肤萎缩等。

（2）第二线的药膏为免疫抑制剂

● 常见的有普特彼，两岁以上可用。

● 使用这种药膏的孩子要避免日晒。

● 并不是非类固醇就是好药，这种免疫抑制剂药依然有一些副作用，例如，灼热感、痒、局部发炎等，但不见得每个人都会发生。

● 如果使用6周仍然没效，表示这个药对您孩子没用，可以放弃了。

（3）抗生素药膏

若有急性大发作，看起来有金黄色皮屑，可能是合并局部的细菌感染，需要使用抗生素药膏，帮助清除发作部位的金黄色葡萄球菌。

4.其他有关异位性皮肤炎的照顾

（1）配合医师详细的问诊，试着找出可能的诱发因素，比如说刺激物（如肥皂、洗洁精）、皮肤感染、接触的过敏原（如手表）、食物、吸入的物质等等，才是治疗异位性皮肤炎的不二法门。

（2）婴儿时期，纯母乳喂养是预防异位性皮肤炎最好的措施。

（3）吃母乳的孩子若突然产生皮肤炎，过敏原可能来自母乳。此时，妈妈的饮食要经过检视并调整，以找出致敏的食物（通常是海鲜、乳制品等）。

（4）六个月以下喝配方奶粉的婴儿，如果有异位性皮肤炎，并且保湿与轻微类固醇控制不佳的话，可以考虑使用全水解奶粉6～8周。

（5）确定因牛奶蛋白过敏的孩子，给羊奶或部分水解蛋白奶粉，效果都不好的话，可以改成喝豆奶。

（6）大部分的异位性皮肤炎小孩并不需要抽血验过敏原，尤其是轻度疾病的孩子。

（7）多吃蔬果，少吃动物蛋白。先从停掉奶制品开始！

（8）如果同时擦保湿与药膏，一次擦一种，相隔数分钟后再擦第二种，不要同时混在一起擦。

（9）益生菌是否有效还需要时间证明。我的建议是，吃了有改善就继续吃，若是无效就停用吧。

第四节 预防过敏性疾病

说到"预防"二字，大家的眼睛都亮了起来。当然，生意人的眼睛也就更亮了。市场上有很多偏方号称能预防过敏，甚至治疗过敏。尽管商家说得天花乱坠，夸大疗效是多么显著，大家还是要忍住，先好好想一想。

首先，我在这章节的一开始就列出多种引起过敏的原因，其中一再强调的，就是"空气污染"。除非您给孩子戴上防毒面具，否则不论您给孩子吃什么预防过敏的保健食品，都躲不掉充斥在空气中的灰尘，不是吗？所以啊，不要听信任何可以完全预防或治疗过敏的方法，这是不可能的。

再者，很多方法的确在"实验室"里成功地让免疫细胞降低活性，然后这些商品就通过营养食品的途径上市了。可是，我们的身体跟培养皿一样吗？差多了吧！在培养皿里面的实验成果，若是经过人体试验，90%都会被淘汰掉，主要是因为人体的构造太复杂，有太多干扰的因素，导致这些在身体里的营养食品不是被代谢掉，失去作用，就是剂量不足，得不到很好的效果。试想，如果某种物质真的那么神奇，为什么不走药品审查的路线，而走营养食品的路线呢？

最后，有些疗法，比如说益生菌，曾经有临床试验结果证明其有帮助，但是之后其他的研究者却无法得到相同的结果。这种厂商，我们叫做"报喜不报忧"。他们只拿那一篇成功的研究给你看，却把其他做不出来的负面报告都藏起来，不让你知道，这样也不是很科学。

这时候，我们当医生的就要多读书、多研究，看看国际医界是否对于这种疗法有共识；如果没有，跟病人建议的时候就应该保守一点，甚至提都不要提。

给各位心里打了预防针之后，我以下再介绍一些可能会预防孩子过敏的方法。

预防过敏，可以从怀孕的第二产期开始，一直到新生儿出生后的6～9个月内，给予一些帮助，进而减少过敏儿的产生。

1. 怀孕期间一直到新生儿时期，减少居家环境过敏原与空气污染物浓度。研究一再显示，空气污染与室内过敏原（尘螨与霉菌），绝对是引起过敏的祸首。子宫内胚胎时期或婴儿时期就生活在这些环境中，体质会被致敏化。

怎么样减少空气污染？我建议家里所有的人都戒烟，减少烧香的时间，减少油烟，或者暂时搬离都市也是一个方法。空气清净机多少也有一些帮助，但是帮助不大。

怎样减少尘螨与霉菌？常常除湿，杜绝家中霉菌滋生，定时消毒洗衣机，并使用防螨寝套、枕套、棉被套。

2. 喂食母乳或低过敏配方（水解蛋白配方）奶粉，至少6个月。喂食母乳时，母亲应少吃其家族中已经有人会过敏的食物（较常见者为乳制品、蛋、海鲜、豆奶或花生）。

3. 益生菌与过敏的关联曾经红极一时，但是因为世界各地的研究都不一致，目前医界倾向结论不明。另外要注意的是，并非所有菌种都有相同的特征和效果。

之前最有名的一项研究，产妇产前开始服用某种乳酸菌，可以减少婴儿湿疹的几率，但不能预防气喘，也不能预防过敏性鼻炎，给各位做个参考。

4. 在孕妇的饮食中增加含ω-3多元不饱和脂肪酸的鱼油，可预防18个月前婴儿的喘鸣。必须注意的是，食物中ω-3多元不饱和脂肪酸鱼油的来源最好取自小型深海鱼类，以减少因摄食大型深海鱼类所造成人体内汞含量偏高的危机。然而，我们很难知道鱼油的来源是大型或是小型的深海鱼。孕妇吃的时候，也是害怕吃多了重金属，会更加糟糕。

5. 不需延迟至6～9个月以上再添加辅食。我个人不赞成因害怕宝宝过敏而延后添加辅食。最近根据北欧的一项研究显示，太晚吃辅食的孩子，反而会增加过敏与气喘的几率。理由很简单，同样是吃母乳的婴儿，他们很早就已经通过母乳接触各种不同的致敏原。根据《自然》杂志的一篇研究显示，母乳之所以可以预防过敏，也是因为它能少量而多样化地刺激婴儿免疫系统，进而让婴儿对可能过敏的蛋白引发耐受性。临床上我见过非常多的家长，因为太晚添加辅食，添加时又太过谨慎，反而导致幼儿太晚离乳，营养不良。会过敏的孩童好像最后还是会过敏。我认为，母乳不要太早停，但是辅食可以早点开始（四到六个月），少量而多样化地摄取，每周增加一种食物，这样不但营养充足，一岁时也可以顺利离乳，也不会增加过敏的几率（甚至减少），应该是比较好的做法。

由于母乳内含有多量的ω-3多元不饱和脂肪酸（鱼油的成分），母乳也可以让新生儿肠道内产生大量的益生菌，再加上给予宝宝少量而多样化的蛋白刺激，所以，喂食母乳绝对是预防新生儿产生临床过敏病症最佳的选择。低过敏水解蛋白配方奶粉则是次好的选择，其功能只是减少致敏牛奶蛋白的副作用而已。至于蜂胶、酵素、藻精，或是成分不明的中药，应该是没有帮助的，就不用浪费钱了。

预防过敏有两种策略：一个是逃避，一个是面对。喝水解蛋白奶粉，或者延后婴儿吃辅食的年龄，选择的是逃避的策略，让宝宝越晚面对过敏原越好，也许免疫系统比较成熟就不会过敏了，这是属于消极式的思考。而喝母乳，以及在4个月开始吃辅食，则是让宝宝提早面对少量而多样化过敏原的策略，让他的免疫系统渐渐成熟，并且产生耐受性。一旦耐受性产生，就不会发生过敏的症状了。耐受性是什么？我举例来说，它就像是一个爱唠叨的妈妈，如果每天不断地对小孩唠叨，久而久之他就会充耳不闻，对妈妈的话产生耐受性，不再有反应了。

第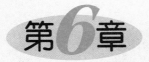章

黄医师的贴心叮咛

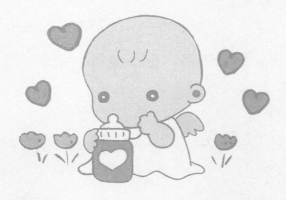

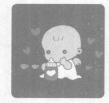

第6章 三大过敏症

以前我们常常以"儿童意外事件"来称呼因为外来伤害造成儿童受创的事件，然而，这是一个错误的命名。"意外"，意思是意料之外，是没办法预防的，但事实常常不是如此。现在，我们称这类事件为"儿童事故伤害"，意思是说，在70％的状况下，灾难都是可以预防的，只要花一点心思，做好准备，孩子就能在安全的环境长大。

在台湾地区，事故伤害是14岁以下儿童10大死因的榜首。一个孩子千辛万苦地怀胎10月，哺喂长大，若因为事故伤害而受伤甚至死亡，是多么令人悲伤与不舍的事！因此我们应该对预防婴幼儿事故伤害有深入的认知。

一个婴幼儿事故伤害的发生，最主要的原因是父母亲不知道孩子的发展程度。孩子本能地学习，本能地踢腿，本能地翻身，常常出乎家长意料。每个新的发展里程碑总有第一次：第一次翻身，第一次用手抓东西，第一次扶着墙壁站起来等等。而这些第一次的动作，如果事先没有安全的防护，下一步可能就是跌落、烫伤、摔倒等伤害的发生。

1.居家防护

（1）婴儿床栏永远要拉起来。不要以为宝宝还不会翻身就很安全，凡事总有第一次。养成床栏拉起的习惯，即便是离开1分钟，也要有好的习惯。

（2）婴幼儿身边不可以有塑料袋或气球等物品，这些塑胶制品很有可能会让您的孩子窒息。

（3）不可让孩子趴睡，床垫不能太软，也不可以将孩子放在太软的床或者懒人椅上，这些都是造成婴儿窒息的杀手。

（4）不要在婴幼儿身上挂项链，或者是以颈圈的方式在婴儿脖子上挂奶嘴，这些细绳或者链子，若是不巧钩到了固定的物品，很有可能会勒住脖子而导致死亡。

（5）绝对不要让您的孩子身边有直径3厘米以下的小物品。硬的食物也尽量不要切成太小块的丁，要打烂成泥，或削成片状才安全。

（6）窗户旁边绝不可以放高位的沙发、婴儿床、桌椅等等，这些可能会让婴儿有机会爬过窗户，造成坠楼的危险。二楼以上的窗户都应加装铁窗，铁窗间隙必须小于10厘米。

（7）禁止用学步车。学步车的危险是会跌倒，尤其是家中有楼梯的状况。另外学步车会让婴儿能接触到的高度比趴在地上还高，好奇心驱使他们去抓取桌上看到的物品，许多砸伤与烧烫伤的意外因此而产生。另外学步车也会影响髋关节的发育，不利于日后肌肉的健全，因此世界各国的儿科医师才会建议禁用。

（8）硬的家具与桌脚都应该用软海绵包起来或者移除这类的家具。

（9）瓦斯炉与瓦斯热水器每年要检测，预防漏气造成一氧化碳中毒。

（10）家中的尖锐物品都应该收在抽屉里锁起来。

（11）家中若有楼中楼，应该设置防护门，避免幼儿滚落。

（12）若有常拜访的亲戚或朋友的家，也要主动观察，注意上述事项都符合安全标准，否则宁可拒绝造访。

2.预防烧烫伤

（1）家中成员皆避免抽烟，抽烟坏处多，对婴幼儿尤其不好，除了可能会有火灾、烧伤危机，也会增加婴儿猝死的几率。

（2）火柴与打火机都应该锁在抽屉里。

（3）每一个家中都应该有灭火器与烟雾警报器。大部分的火警都发生在半夜熟睡时，因此烟雾警报器是唯一可以减少因火灾受伤或死亡的方法。

（4）当您抱着小孩时，另一只手不可以拿热咖啡、热茶、热汤等，小孩无预警的踢腿或翻身就会让他烫伤！

（5）所有会发热的东西都不可让孩子接触到，比如说暖气、热水炉、瓦斯炉等。可以用实际的东西阻挡，摆设在孩子触碰不到之处。如果孩子非要触摸，我不反对在这种保命的重要教育时给予孩子警示性的体罚。

（6）家中若有热锅、热炉上桌，请将把手转向墙壁。不要让孩子有机会从桌子侧面碰触到把手，将整锅东西拉下桌子翻倒。电磁炉或电锅端上桌，要记得拔掉并收拾好电线与延长线。

（7）洗澡水的温度不可太高。注意：接触60度以上的水温6分钟以上，就可能让您的孩子有三度灼伤。若热水炉可以设定上限温度，最好设定在50度以下，以保安全。

3.溺水预防

绝对，绝对不要让孩子单独在浴缸、水桶、马桶、泳池、渔场等旁边玩耍。请注意：仅仅5厘米高的水位，就有可能会让幼儿溺水。

4.汽车安全

（1）上车一定要使用汽车安全座椅。

（2）绝对不要让孩子单独待在车上。

5.单车安全

一岁以下的孩子不可以坐单车儿童座椅。他们的颈部发育还未健全，快速甩动可能会伤及头部。

6.误食药物

（1）所有的药物、清洁用品、维他命等都应该锁在高处的柜子里，不让孩子吃到。

（2）不要用饮料罐装非饮料的物质。

（3）将过期的药物清理掉。

（4）药罐最好要有儿童安全阀。

（5）如果不幸误食了药物，就医时请将药罐带到医院，医生才知道孩子吃了什么药。

7.触电预防

（1）在浴室里不要让孩子触碰到有插电的东西，比如说吹风机。

（2）所有的电线如果有橡皮剥落，赶快换新的。小孩有时候会去咬，造成口腔电灼伤。如果做得到，将固定使用的电线包埋起来。

8.玩具安全

每天检查孩子玩具是否完整，即将脱落的部分要处理掉，以免误食。

如果上述每一项您都有做到，那么恭喜您！在您周详的照顾下，孩子将可以在一个安全的环境中快乐长大！

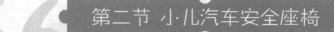

第二节 小儿汽车安全座椅

在美国，每年有700个5岁以下的小孩因为车祸死亡，6万儿童因车祸而受伤。使用汽车安全座椅的话，可以降低80％的死亡率。

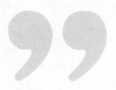

很多家长以为，坐车时只要把小孩抱紧就可以，反正只是几分钟车程。您错了。车速只要区区50公里，发生车祸时，就可能让孩子的头撞上仪表板、挡风玻璃，造成头骨受伤甚至飞出窗外。使用汽车安全座椅，也可以减少孩子晕车的感觉，减少哭闹，避免影响驾驶情绪。

目前市面上有三种汽车安全座椅：

1. 平躺式婴儿安全座椅：这种适用于9公斤以下的宝宝。

2. 双向幼儿安全座椅：可以调整为面向后或面向前的安全座椅。

3. 成长型（或叫成长辅助型）儿童安全座椅：面向前的安全座椅，并使用汽车本身的安全带。

选择的方式如下：

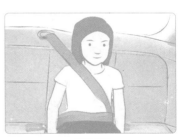

正确的坐姿

1. 您的孩子9公斤以下：使用平躺式婴儿安全座椅。

2. 您的孩子9公斤以上，一岁以下：使用双向幼儿安全座椅，并调整为面朝后。

3. 您的孩子9～18公斤，一岁以上：使用双向幼儿安全座椅，并调整为面朝前（维持朝后也可以）。

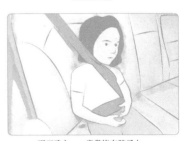

不正确之一：肩带绕在脖子上。
表示您的孩子还需要安全座椅。

4. 您的孩子18公斤以上，身高1米以上：使用成长型儿童安全座椅。这种椅子可以让您的孩子使用汽车本身的安全带，但弥补他身高不足的缺点。

5. 27公斤以上：若孩子可以正确地把肩安全带适当地跨过肩膀（通常身高要1米2以上），大腿安全带适当地横跨大腿，则可以不再需要汽车安全座椅，直接使用汽车安全带。

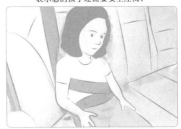

不正确之二：肩带在两侧腋下
或者根本放在背后，不合格。

放置安全座椅时，尽量将椅子放在汽车的后座而不是前座，这样比较安全。尤其是当您的前座有安全气囊时，孩子会被弹出的气囊窒息而死。

很多家长面临的问题是：孩子根本不愿意乖乖坐在椅子上配合您的指示，怎么办呢？这里有几个建议：

1.以身作则。您若是没有系安全带的习惯，您的孩子便有样学样。

2.当孩子配合安全座椅时，给他称赞。

3.给孩子一些玩具，以免他无聊时就开始闹脾气。

4.若孩子挣脱椅子或者大吵大闹，先将车子停下来，表示没有乖乖听话，车子就不会启动。切勿边开车边暴怒或者任凭其不守规矩。

5.买好一点的椅子让孩子舒服一点。

6.长途旅行时，偶尔要让孩子下车休息、奔跑、吃点点心。

第三节 宝宝看电视，害处多

您的孩子看电视么？近年，美国儿科医学界持续呼吁成人不要让未满两岁的孩子看电视，但似乎只在父母心中起了小小涟漪。如果，知道了看电视的种种害处，您会怎么做？

现在，仍然有近90％的美国小孩两岁之前每天看电视一两小时。澳洲政府放出将制订法律限制两岁以下孩子看电视的信息，虽然尚未定案，各方阻力重重，但我仍然十分敬佩澳洲政府对国家幼苗的重视。2009年，澳洲政府委托墨尔本皇家儿童医院制作的《活力成长》手册，是一本翔实的育儿指引，其中包括看电视的问题。

事实上，美国儿科医学会早已建议，两岁以下孩子不要看电视，两岁以上孩子每天不得超过两小时，而且只看优质儿童节目。不同的是，澳洲政府因为使用"禁止"的字眼，引来较多的关注。

手册中提出禁止幼儿看电视的原因包括可能减少他们从事游戏、社交接触与提高语言能力的机会。定焦于平面荧幕会影响视力发展，减少专注力的时间。

在先进国家，看电视成了孩子除睡觉以外花费时间最多的活动。为何专家学者苦口婆心劝导父母别让小孩看电视，却起不了作用？实在是现代父母太过忙碌，为了得到喘息的时间，只好将孩子交给电视。也有些父母抱怨，空气污染严重、社会事件频仍，家长能带孩子去哪里？……借种种理由使幼童看电视的行为合理化。更有父母认为自己也是看电视长大的，也没有变笨。父母的这些想法，反映了现代社会的问题，照顾者的无能为力，虽然情有可原，但以看电视来解决问题，只会造成恶性循环。当孩子从不当的电视节目中养成暴力、攻击行为，再想管教孩子就事倍功半了。

到底看电视对幼儿的影响是什么？我们可以从三个方面分析：

1. 电视影像本身的影响

声光刺激：电视荧幕的闪烁光影、变换画面、快速剪接等声光效果，对幼儿正在发育的大脑不利。

影响视力发育：婴幼儿时期视力还未发育良好（6岁才有正常人的视力），他们需要东看西看，获得全视野的发展，而看电视会让幼童的视线集中在一个框内。另外，幼儿事实上是有点远视，因此无法看清楚电视上的内容，当然就无法吸收所谓能促进大脑发育的信息，反而会影响视力的正常发育。

2. 节目内容的影响

语言发展迟缓：有些父母认为孩子可以跟着电视学语言，但是孩子从生活环境里学语言会更快。电视是单向的听，无法取代人与人之间的交谈和互动，反而可能会造成语言发展迟缓。

无法专注：当孩子适应了电视的过度刺激，现实生活中的刺激就显得平淡，也就引不起兴趣投入。根据研究，3岁以下的孩子电视看得越多，到7岁时，出现注意力不集中、焦躁不安、冲动的几率越大。值得注意的是，即使孩子在其他房间游戏，电视的背景声音也会影响孩子游戏的专注力，增加冲动行为的几率。

认知和阅读障碍：研究显示，三岁以下孩子每天看电视的时间越长，他们的阅读能力和理解力就越差；看到一串数字，能够记住的长度也不如同龄孩子，这些能力的下降都会影响日后的学习和成就。

价值观扭曲：卡通中的暴力行为可能会让孩子模仿；而充满商业行为的广告也会诱惑孩子消费，扭曲孩子的价值观。

3. 电视造成的间接影响

亲子关系疏离：幼儿花费过多时间看电视，会大量减少与家人的言语互动。根据研究显示，打开电视会让家庭减少80％以上的语言沟通。虽然有些父母会陪孩子一起看电视，但看电视的父母多数是为了休息，而很少和孩子互动、学习，处于人在心不在的状态，不但无法增进孩子的身心成长，反而错过孩子重要的发展阶段，浪费宝贵的亲子时光。

运动不足：全世界的肥胖儿都在增加，电视与垃圾食物难辞其咎。长期看电视的孩子运动不足，容易肥胖，也容易养成懒散、被动的习性。研究证明，肥胖儿中除了10％是疾病引起，10％是家庭遗传，剩下的80％肥胖儿皆属单纯性肥胖，其中的一个共同特点就是爱看电视。

剥夺其他活动的时间：婴幼儿阶段是脑功能发育阶段，需要均衡的脑部刺激，才能衍生更多的脑神经回路与连接。如果长时间看电视，就相对减少了玩沙、溜滑梯、过家家、玩泥土、画画等活动的时间，而这些活动对孩子的全面性发展很重要。

有些父母会想提供教学光盘让孩子观看，误以为这些影片对孩子的大脑发展有益。然而根据研究，两岁以下孩子不论观看哪种教学光盘都无法更聪明，反而增加上述所提及的不良影响。多数研究还是建议，幼儿3岁以上才可以看电视，伤害较小，但仍需注意每天应以一小时为限。

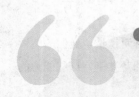

第四节 尿床

您的孩子已经上学了还会尿床吗？这里介绍一下尿床这个令人困扰的问题。

事实上，尿床并不是一个少见的毛病。3岁孩子仍有40％会尿床，6岁时仍有10％，而12岁时还有3％的少年会偶尔尿床。定义上，我们还是以六岁为分界：六岁以下尿床算正常，六岁以上就需要矫正。

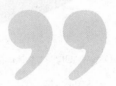

小孩子的膀胱相对比较小，常常无法滞留住一整晚制造的尿液。另外，孩子因为睡眠比较熟，所以当膀胱已经满载的时候，神经中枢依然无法被叫醒。最后有一种"抗利尿激素"的分泌，孩子也比较不成熟。夜晚本来应该中枢分泌抗利尿激素多一些，在孩子身上并没有，所以尿液的制造量并没有减少。在这三重因素之下，尿床是一个必然的结果。

如果您想知道孩子的膀胱容量，可以做下列测试：白天时叫孩子憋尿，憋到受不了的时候用一个容器装他一次尿完的量，然后称一下多重（记得扣掉容器的重量）。测三次以后，取其中最多的一次，那可能就是您孩子的膀胱容量。一般正常的膀胱容量是"年龄加3"乘30克；比如说三岁的孩子，应该有180克左右，当然少一些也算正常。但如果您的孩子尿量少于"年龄"乘30克的话，那膀胱就真的太小，需要请医师判断一下。

为什么要在孩子6岁前把尿床的问题解决？主要是心理的影响。6岁后的孩子已经要上小学，甚至有机会参加夏令营等团体活动。如果因为尿床这件事影响到孩子的人格发展，那就不只是膀胱的问题了。此外，尿床也会让家长因为换床单等相关事件责骂孩子，或发生争执，导致相处不悦或造成心理的伤害。因此，在此提供几个建议的处理方式，给大家参考：

1.每天在孩子就寝前，贴心地提醒孩子半夜如果想尿尿，要爬起来去厕所。不要小看这个看似啰嗦的小叮咛，它是除了药物控制以外最有效的方法。

2.把厕所的灯打开。如果厕所离孩子很远，可以放个夜壶在孩子房间，并且开个小灯。

3.鼓励孩子白天多喝水。利用白天喝水来增加膀胱的容量是一个训练的方式。

4.睡前两小时不准喝水。

5.睡前要先解尿，把膀胱中的尿液排干净。

6.勇敢地把尿布丢掉。虽然用了尿布早上清理会比较方便，但是孩子知道自己垫着尿布，会降低他半夜起来尿尿的意愿，尽量不要使用这些东西。

7.当然，尿布丢掉以后，床单下就要有某种防水保护的措施。比如说，在床垫外铺一层不透水的塑胶垫。

8.如果孩子尿床了，要求他早上和您一起清理床单。较大的孩子可以要求他自己换、自己洗、自己晾这些床单，并且出门前冲个澡以免身上有尿骚味。教孩子为自己的尿床负责是很好的行为矫正方法，但是千万不要给予羞辱性的谩骂，这样会适得其反。

9. 早上如果看到孩子没有尿床，应给予赞许。可以在月历上贴小贴纸来赞许孩子的好表现。

10. 不要惩罚或责骂孩子，更不允许其他的兄弟姐妹拿这件事来取笑尿床的孩子。通常孩子在早上发现自己尿床后是又羞愧又自责的，他也不是故意要如此。因此，让您的孩子在家能得到最大的接纳，就从陪伴他度过尿床难关开始。

对6岁以上的孩子的建议：

6岁以上的孩子已经可以沟通了，而且也有快点处理尿床问题的急迫性。因此，除了上述10点之外，还有一些加强的建议：

1. 教导孩子要自己处理尿床的问题。很多孩子觉得尿床是妈妈要解决的问题，这样的孩子永远长不大。尽量让孩子了解，半夜应该自己爬起来，自己找厕所，自己尿尿，不可以依赖大人。

2. 教导孩子夜尿三部曲。训练孩子背诵这三个步骤：（1）半夜一感觉到好像尿床了，赶紧把括约肌缩起来；（2）快冲到厕所，把剩下的小便尿干净；（3）换上干的睡衣，并且在尿湿的床垫上铺上干的大毛巾（当然，干毛巾与干睡衣要事先准备好放在旁边），再继续睡觉。别忘了，早上起床还是要自己清洗床单。如果孩子能够完成"夜尿三部曲"，表示他已经渐渐可以控制夜尿了！

3. 冥想练习。趁孩子想尿尿的时候，请他先去躺在床上，关灯闭上眼睛，想象现在是半夜，我真的很想尿尿。躺几分钟，感受一下半夜膀胱胀尿的感觉，然后赶快爬起来去尿尿。每天反复玩这个冥想游戏，有助于夜间的行动力。

4. 还有一招，也是家长最累的

☆ **就医的时机** ☆

1. 尿尿会痛。

2. 小便的力量很微弱。

3. 白天也会尿裤子。

4. 一直喝水，永远觉得很渴，尿又多。

5. 新发生的尿床事件。这非常重要。若是您的孩子已经多年没有尿床，突然又尿床，这一定不是单纯的尿床问题！

6. 超过12岁还在尿床或者6岁以上的孩子用上述的方法3个月后仍未改善。

一招，就是半夜把孩子叫起来尿尿。通常要先知道孩子大概几点的时候会尿床，大概是两三点左右。比如说，孩子两点会尿床，就在一点多的时候把他轻轻摇醒，如果暂时摇不醒，或者醒来有点意识不清，可以过几分钟再叫一次，目的就是让他自己去厕所尿尿，再回去睡觉。如果孩子半夜越来越容易叫醒，连续7天都很快就起身尿尿，表示他的自主控制已经越来越成熟，可以试着让他半夜自己起来，不用再牺牲家长的睡眠时间了。至于用闹钟取代亲自叫醒孩子，常常效果很差，通常最后是父母邻居全都吵醒了，孩子还在睡。

5. 药物控制。是的，没错，尿床有药物可以治疗。那前面说那么多干嘛呢？药物治疗有吃的，也有喷的，主要是减少半夜的小便制造量。然而药物难免有些副作用，而且停药常常会复发，所以在不得已的情况下，再用药物处理尿床的问题。

借由以上的方法，大部分6岁以上的孩子的尿床问题可以在3个月内改善。但是有下列状况的时候请小心，您的孩子可能不是一般的尿床，要赶快就医。

家长一定要有决心，不要半途而废，否则的话，不但您的努力会功亏一篑，还会让孩子把将来任何的教育当做耳边风，反正到最后结果都是一样。好好地陪孩子解决尿床的问题是一个很好的经历，让他从中学习克服自己的难处。当他克服了之后，他也会觉得自己长大了。

第五节 正确的洗手方法

不管是对付流感病毒、肠病毒，还是各式各样的细菌感染，有一个方法是绝对不可少的，那就是"勤洗手"。

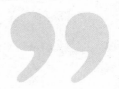

洗手的重要性，相信每个人都很清楚；但是如何正确地洗手，很多人却不知道。如果洗手方法不正确，细菌病毒都死不了，岂不是白白浪费时间？所以平常演讲的时候，我不只劝大家勤洗手，还教大家如何正确地洗手。

在台湾，洗手教育很成功，因为几乎所有小朋友对洗手的五个步骤都可以朗朗上口，那就是"湿、搓、冲、捧、擦"：

1. 湿：在水龙头下把手淋湿，包含手腕、手掌和手指均要充分淋湿。

2. 搓：双手擦上肥皂，最少搓洗20秒。

3. 冲：用清水将双手彻底冲洗干净。

4. 捧：因为洗手前开水龙头时，手实际上已污染了水龙头，故捧水将水龙头冲洗干净，或者用纸巾包着水龙头关闭水龙头，让手不要碰触到水龙头。

5. 擦：用纸巾将双手擦干。

在这五个步骤当中，最重要的就是"搓"。"搓"这个动作，不只是把看得见的脏污搓掉，同时也把看不见的细菌病毒搓掉，完成清洁双手的最终目的。用75%浓度的酒精洗手就可以杀死某些病毒（比如说流感病毒），至于干洗手就只有一个步骤："搓"。

然而，我们在搓手的时候，如果不加以提醒，一定会有很多死角没有搓到，比如说大拇指，指甲缝等等。因此，我根据WHO的六个搓手动作，发明了一招"洗手拳"。拳法分上下左右，分别是：

上：一柱擎天。

下：欲盖弥彰。

左：打躬作揖。

右：力拔山河。

"一柱擎天"的时候，双手合十，搓揉两个部位——掌心与指缝。掌心相互

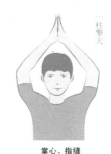

掌心、指缝　　　　　　　手背

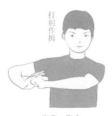

指背、指尖

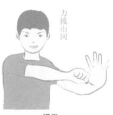

拇指

摩擦，然后手指彼此交错，摩擦指间的缝隙。

"欲盖弥彰"的时候，右手的手心摩擦左手的手背，然后换手做同样的动作。

"打躬作揖"的时候，左手抱拳，右手掌心摩擦左手指的指背，然后记得左手指甲在掌心上抠10下，完成指尖的清洁，然后换手做同样的动作。

"力拔山河"的时候，右手的大拇指比出"很棒"的姿势，左手握住右手拇指，像骑机车发动油门般地快速转动，然后换手做同样的动作。

当您脑袋里默默复述这4个口诀之后，洗手的"搓"这个步骤也就非常完美了！如果要教儿童这4个口诀时，可以改成比较有趣的句子，比如说"一柱擎天"可以改成"我是公鸡"，"欲盖弥彰"可以改成"猩猩拍手"等等。

最后对于如何正确洗手还有一些提醒：

1. 去除手部首饰。如果手上戴了戒指，会使局部形成一个藏污纳垢的特区，难以完全洗净。

2. 使用肥皂，效果比只用清水洗要好得多。

3. 最好使用纸巾，而不要使用毛巾，因为毛巾容易潜藏病菌，将洗净的双手又沾染病菌。纸巾使用完暂勿丢弃，可用来关闭水龙头或开门，避免刚洗净的手又碰触公共物品表面而沾染细菌或病毒。

4. 指甲最好不要留长，以免藏污纳垢。

每次我去小学演讲，教小朋友洗手拳的时候，他们都玩得不亦乐乎，也顺便记住了手上该清洗的6个部位。家长也可以在家里跟小朋友玩洗手拳，我的儿童版口诀是"我是公鸡，猩猩拍手，恭喜发财，机车发动"，您也可发明自己的口诀喔！

第六节 在家带孩子，值得的投资

在孩子来到这个世上，他的一切都需要父母的照顾。而生命中最早的几年，又是孩子一生成长至为关键的部分，他需要父母的爱和责任，而且是谁也替代不了的。

约有20％的婴儿，在一岁前会有一些难养育的问题：过度哭泣、睡眠失调、喂食问题等等。这些婴儿常常表现出焦躁不安，对于改变无法适应（比方说半夜醒来之后就很难再入睡或无法接受新的事物）。我相信许多家长都曾经历过这些麻烦事儿。

研究显示，一岁之前难养育的婴儿与长大之后的外化行为偏差（攻击、破坏、霸凌、暴怒等）有很强的相关性，而与注意力不足过动症和内化行为偏差（焦虑、忧郁、退缩等）则有中度到弱相关。难养育的行为以莫名的哭闹最为重要，与上述三种行为异常都有关联；睡眠障碍则与注意力不足过动症有关。虽然过去的研究认为，三个月以内的婴儿哭闹与儿童的行为偏差并无关联，但是，即便是三个月以内，仍然有某种程度的影响。

如何解读这样的关联性呢？当然基因本身的确扮演部分角色。然而，大部分的专家都认为，初生婴儿在这一年当中，与主要照顾者有亲密关系。婴儿所学习到的气质，以及理性认知的建构才是更重要的关键。这也可以解释某些行为偏差的孩子从家庭背景都可以找出一些蛛丝马迹，比如说单亲、隔代教养、照顾者本身情绪不稳定等。因此，照顾婴幼儿不只是把屎、把尿而已。

婴幼儿时期是培养孩子未来行为模式的关键时期。如果婴儿有难养育的问题，不应该怪罪于婴儿本身，而是积极寻求帮助，找出症结来改善父母与婴儿的互动模式。身心健康的照顾者，所带出来的婴儿不但有气质又能沟通，而且未来的身心发展也都是稳定而健康的。

附录一

------------------------------- ☆ *就医的时机* ☆ -------------------------------

以下为书中提到孩子在出现症状时，须去医院诊治的、不可延误的就医时机整理，以供家长参考。

发育表症

◎头

1. 宝宝的囟门本来已经缩小，突然又开始越变越大（这是因为脑压升高）。

2. 宝宝三天内曾撞到头，一直呕吐，而且囟门摸起来又凸又硬（这是因为脑内出血）。

3. 新生儿头皮下血肿越来越大，淤血肿到耳朵后面，要马上送医（这是因为出血过多可能导致休克）。

◎新生儿眼睛

1. 出生不久眼睛开始流脓（这是因为细菌感染）。

2. 六个月大的婴儿，眼光仍游移不定，无法定睛看人（这是因为视力不良）。

3. 其他明显的眼睛不正常现象。

◎耳朵

1. 耳朵有东西一直流出来（这是因为中耳炎或外耳炎）。

2. 小宝宝一直摸同一侧耳朵，并且哭闹（这是因为中耳炎）。

3. 耳前瘘管化脓。

◎婴儿呼吸

1. 婴儿不只呼吸大声，合并精神不佳、肋骨凹陷、发烧等急性症状（这是因为肺部感染）。

2. 喝奶时鼻子完全塞住，需多次换气才能喝完，而且嘴唇发紫（这是因为呼吸道异常堵塞）。

◎口唇

宝宝唇色发紫（可能是因为先天性心脏病）。

◎乳头

乳头红肿严重、宝宝哭闹不安，摸了会痛，表示受到感染。

◎肚脐

1. 肚脐周围红肿半径大于两厘米，宝宝疼痛哭闹或发烧（细菌感染）。

2. 肚脐分泌物有屎味或尿骚味（有异常的瘘管与膀胱或大肠相连）。

◎生殖器

1. 单侧或双侧睾丸根本摸不到。

2. 单侧或两侧的三角区隆起，摸起来硬硬的，而且腹部鼓起，宝宝哭闹呕吐，可能是疝气合并肠阻塞，要紧急开刀。

3. 尿道的开口不在阴茎的最顶端，而是在阴茎的下缘。

4、女婴阴道出血以及分泌物超过3天。

◎关节

1. 帮宝宝换尿布的时候，发现一条腿不太活动，而且宝宝哭闹疼痛，此时可能是髋关节细菌感染，需立刻就医。

2. 宝宝不是肌肉震颤，而是真正的抽搐。

3. 宝宝呈"M"字腿时角度不对称。

4. 脚掌翻不到正常的姿势。

◎大便

1. 检查一下宝宝是否真的有肛门，也许粪便不是从肛门，而是从瘘管渗出。

2. 宝宝有腹胀、食欲不振，或发烧的情形，粪便出现血丝与黏液（这是因为细菌感染）。

3. 便秘多日，突然转成腹泻，腹泻后又便秘，周而复始（这是因为巨结肠症）。

◎尿道

您的宝宝超过8小时没解尿，精神看起来很疲倦（这是脱水的征兆）。

◎皮肤

1. 宝宝身上有任何小水泡，最好就医检查。

2. 宝宝身上有上述以外的不明皮肤症状者。

3. 任何皮肤病征经过上述处理仍未痊愈者。

4. 异位性皮肤炎、严重尿布疹、黄疸，这几项需定期追踪。

其他病症

◎眼睛红

如果您的孩子除了眼睛红以外，眼球看起来有些凸起，而且说他很痛，看东西会有两个影子等等，这些都不是单纯的结膜炎，必须赶快就医，不可拖延。

◎鼻子出血

如果您的孩子经过上述预防，鼻子出血仍反复发作，加上有其他出血的，如牙龈流血，就应该到医院检查一下是否有凝血的问题。

◎咳嗽

宝宝咳嗽后有喘声；

不到3个月大的宝宝持续咳嗽了几个小时；

咳嗽出血；

呼吸急促、困难；

嘴唇、脸色或舌头颜色变暗紫色；

高烧39℃；

有慢性疾病。

◎哮吼

1. 孩子呼吸困难，喘气剧烈。

2. 孩子开始流口水，吞咽困难。

3. 孩子精神开始不佳。

4. 已经超过3天了，哮吼声音还是很大。

◎脱水

1. 真的有脱水的迹象：眼眶凹陷，8小时都没有尿尿，身体虚弱。

2. 呕吐物里有血。

3. 腹痛持续4小时没有改善。

4. 根本不像肠胃炎：精神不济、叫不醒、活动力差、抽搐，有上述状况尽快带到医院治疗。

5. 若孩子超过24小时依然无法进食或呕吐症状持续恶化，建议带到医院看看是否需要打点滴，以防脱水。

◎肠胃炎

1. 经过上述方法照顾两天失败。

2. 您的孩子粪便有血丝。有血丝可能是细菌性肠胃炎，发生在幼儿身上，也可能是肠套叠的表现。总之，此时应该就医，由医师判断严重度。八小时都没有尿尿，精神不佳。

3. 活动力减弱，尤其是三岁以下的幼童。

4. 您的孩子腹泻合并发烧已经两天。

5. 慢性腹泻达两周以上。

◎尿床

1. 尿尿会痛。

2. 小便的力量很微弱。

3. 白天也会尿裤子。

4. 一直喝水，永远觉得很渴，尿又多。

5. 新发生的尿床事件。这非常重要。若是您的孩子已经多年没有尿床，突然又尿床，这一定不是单纯的尿床问题！

6. 超过12岁还在尿床或者6岁以上的孩子用上述的方法3个月后仍未改善。

附录二

不同月龄的宝宝的身高和体重表

年龄/岁	月	男宝宝				女宝宝			
		体重（公斤）		身长（厘米）		体重（公斤）		身长（厘米）	
		范围值	中位值	范围值	中位值	范围值	中位值	范围值	中位值
0~1岁	0	2.5-4.4	3.3	46.1-53.7	49.9	2.4-4.2	3.2	45.4-52.9	49.1
	1	3.4-5.8	4.5	50.8-58.6	54.7	3.2-5.5	4.2	49.8-57.6	53.7
	2	4.3-7.1	5.6	54.4-62.4	58.4	3.9-6.6	5.1	53.0-61.1	57.1
	3	5.0-8.0	6.4	57.3-65.5	61.4	4.5-7.5	5.8	55.6-64.0	59.8
	4	5.6-8.7	7.0	59.7-68.0	63.9	5.0-8.2	6.4	57.8-66.4	62.1
	5	6.0-9.3	7.5	61.7-70.1	65.9	5.4-8.8	6.9	59.6-68.5	64.0
	6	6.4-9.8	7.9	63.3-71.9	67.6	5.7-9.3	7.3	61.2-70.3	65.7
	7	6.7-10.3	8.3	64.8-73.5	69.2	6.0-9.8	7.6	62.7-71.9	67.3
	8	6.9-10.7	8.6	66.2-75.0	70.6	6.3-10.2	7.9	64.0-73.5	68.7
	9	7.1-11.0	8.9	67.5-76.5	72.0	6.5-10.5	8.2	65.3-75.0	70.1
	10	7.4-11.4	9.2	68.7-77.9	73.3	6.7-10.9	8.5	66.5-76.4	71.5
	11	7.6-11.7	9.4	69.9-79.2	74.5	6.9-11.2	8.7	67.7-77.8	72.8
	12	7.7-12.0	9.6	71.0-80.5	75.7	7.0-11.5	8.9	68.9-79.2	74.0
1~2岁	13	7.9-12.3	9.9	72.1-81.8	76.9	7.2-11.8	9.2	70.0-80.5	75.2
	14	8.1-12.6	10.1	73.1-83.0	78.0	7.4-12.1	9.4	71.0-81.7	76.4
	15	8.3-12.8	10.3	74.1-84.2	79.1	7.6-12.4	9.6	72.0-83.0	77.5
	16	8.4-13.1	10.5	75.0-85.4	80.2	7.7-12.6	9.8	73.0-84.2	78.6
	17	8.6-13.4	10.7	76.0-86.5	81.2	7.9-12.9	10.0	74.0-85.4	79.7
	18	8.8-13.7	10.9	76.9-87.7	82.3	8.1-13.2	10.2	74.9-86.5	80.7

年龄	月								
	19	8.9-13.9	11.1	77.7-88.8	83.2	8.2-13.5	10.4	75.8-87.6	81.7
	20	9.1-14.2	11.3	78.6-89.8	84.2	8.4-13.7	10.6	76.7-88.7	82.7
	21	9.2-14.5	11.5	79.4-90.9	85.1	8.6-14.0	10.9	77.5-89.8	83.7
	22	9.4-14.7	11.8	80.2-91.9	86.0	8.7-14.3	11.1	78.4-90.8	84.6
	23	9.5-15.0	12.0	81.0-92.9	86.9	8.9-14.6	11.3	79.2-91.9	85.5
2岁	0	9.7-15.3	12.2	81.7-93.9	87.8	9.0-14.8	11.5	80.0-92.9	86.4
	1	9.8-15.5	12.4	81.7-94.2	88.0	9.2-15.1	11.7	80.0-93.1	86.6
	2	10.0-15.8	12.5	82.5-95.2	88.8	9.4-15.4	11.9	80.8-94.1	87.4
	3	10.1-16.1	12.7	83.1-96.1	89.6	9.5-15.7	12.1	81.5-95.0	88.3
	4	10.2-16.3	12.9	83.8-97.0	90.4	9.7-16.0	12.3	82.2-96.0	89.1
	5	10.4-16.6	13.1	84.5-97.9	91.2	9.8-16.2	12.5	82.9-96.9	89.9
	6	10.5-16.9	13.3	85.1-98.7	91.9	10.0-16.5	12.7	83.6-97.7	90.7
	7	10.7-17.1	13.5	85.7-99.6	92.7	10.1-16.8	12.9	84.3-98.6	91.4
	8	10.8-17.4	13.7	86.4-100.4	93.4	10.3-17.1	13.1	84.9-99.4	92.2
	9	10.9-17.6	13.8	86.9-101.2	94.1	10.4-17.3	13.3	85.6-100.3	92.9
	10	11.0-17.8	14.0	87.5-102.0	94.8	10.5-17.6	13.5	86.2-101.1	93.6
	11	11.2-18.1	14.2	88.1-102.7	95.4	10.7-17.9	13.7	86.8-101.9	94.4
3岁	0	11.3-18.3	14.3	88.7-103.5	96.1	10.8-18.1	13.9	87.4-102.7	95.1
	1	11.4-18.6	14.5	89.2-104.2	96.7	10.9-18.4	14.0	88.0-103.4	95.7
	2	11.5-18.8	14.7	89.8-105.0	97.4	11.1-18.7	14.2	88.6-104.2	96.4
	3	11.6-19.0	14.8	90.3-105.7	98.0	11.2-19.0	14.4	89.2-105.0	97.1
	4	11.8-19.3	15.0	90.9-106.4	98.6	11.3-19.2	14.6	89.8-105.7	97.7
	5	11.9-19.5	15.2	91.4-107.1	99.2	11.5-19.5	14.8	90.4-106.4	98.4
	6	12.0-19.7	15.3	91.9-107.8	99.9	11.6-19.8	15.0	90.9-107.2	99.0
	7	12.1-20.0	15.5	92.4-108.5	100.4	11.7-20.1	15.2	91.5-107.9	99.7
	8	12.2-20.2	15.7	93.0-109.1	101.0	11.8-20.4	15.3	92.0-108.6	100.3

	9	12.4-20.5	15.8	93.5-109.8	101.6	12.0-20.7	15.5	92.5-109.3	100.9
	10	12.5-20.7	16.0	94.0-110.4	102.2	12.1-20.9	15.7	93.1-110.0	101.5
	11	12.6-20.9	16.2	94.4-111.1	102.8	12.2-21.2	15.9	93.6-110.7	102.1
4岁	0	12.7-21.2	16.3	94.9-111.7	103.3	12.3-21.5	16.1	94.1-111.3	102.7
	1	12.8-21.4	16.5	95.4-112.4	103.9	12.4-21.8	16.3	94.6-112.0	103.3
	2	12.9-21.7	16.7	95.9-113.0	104.4	12.6-22.1	16.4	95.1-112.7	103.9
	3	13.1-21.9	16.8	96.4-113.6	105.0	12.7-22.4	16.6	95.6-113.3	104.5
	4	13.2-22.2	17.0	96.9-114.2	105.6	12.8-22.6	16.8	96.1-114.0	105.0
	5	13.3-22.4	17.2	97.4-114.9	106.1	12.9-22.9	17.0	96.6-114.6	105.6
	6	13.4-22.7	17.3	97.8-115.5	106.7	13.0-23.2	17.2	97.1-115.2	106.2
	7	13.5-22.9	17.5	98.3-116.1	107.2	13.2-23.5	17.3	97.6-115.9	106.7
	8	13.6-23.2	17.7	98.8-116.7	107.8	13.3-23.8	17.5	98.1-116.5	107.3
	9	13.7-23.4	17.8	99.3-117.4	108.3	13.4-24.1	17.7	98.5-117.1	107.8
	10	13.8-23.7	18.0	99.7-118.0	108.9	13.5-24.4	17.9	99.0-117.7	108.4
	11	14.0-23.9	18.2	100.2-118.6	109.4	13.6-24.6	18.0	99.5-118.3	108.9
5岁	0	14.1-24.2	18.3	100.7-119.2	110.0	13.7-24.8	18.2	99.9-118.9	109.4
	1	14.4-24.2	18.5	101.1-119.4	110.3	14.0-24.9	18.3	100.1-119.1	109.6
	2	14.5-24.4	18.7	101.6-120.0	110.8	14.1-25.1	18.4	100.5-119.7	110.1
	3	14.6-24.7	18.9	102.0-120.6	111.3	14.2-25.4	18.6	101.0-120.3	110.6
	4	14.8-24.9	19.0	102.5-121.2	111.9	14.3-25.6	18.8	101.4-120.9	111.2
	5	14.9-25.2	19.2	103.0-121.8	112.4	14.4-25.9	19.0	101.9-121.5	111.7
	6	15.0-25.5	19.4	103.4-122.4	112.9	14.6-26.2	19.1	102.3-122.0	112.2
	7	15.2-25.7	19.6	103.9-123.0	113.4	14.7-26.5	19.3	102.7-122.6	112.7
	8	15.3-26.0	19.8	104.3-123.6	113.9	14.8-26.7	19.5	103.2-123.2	113.2
	9	15.4-26.3	19.9	104.8-124.1	114.5	14.9-27.0	19.6	103.6-123.7	113.7
	10	15.6-26.6	20.1	105.2-124.7	115.0	15.0-27.3	19.8	104.0-124.3	114.2

	11	15.7–26.8	20.3	105.7–125.2	115.5	15.2–27.6	20.0	104.5–124.8	114.6
6岁	0	15.9–27.1	20.5	106.1–125.8	116.0	15.3–27.8	20.2	104.9–125.4	115.1
	1	16.0–27.4	20.7	106.5–126.4	116.4	15.4–28.1	20.3	105.3–125.9	115.6
	2	16.2–27.7	20.9	107.0–126.9	116.9	15.5–28.4	20.5	105.7–126.4	116.1
	3	16.3–28.0	21.1	107.4–127.5	117.4	15.6–28.7	20.7	106.1–127.0	116.6
	4	16.5–28.3	21.3	107.8–128.0	117.9	15.8–29.0	20.9	106.6–127.5	117.0
	5	16.6–28.6	21.5	108.2–128.5	118.4	15.9–29.3	21.0	107.0–128.0	117.5
	6	16.8–28.9	21.7	108.7–129.1	118.9	16.0–29.6	21.2	107.4–128.6	118.0
	7	16.9–29.2	21.9	109.1–129.6	119.4	16.1–29.9	21.4	107.8–129.1	118.4
	8	17.1–29.5	22.1	109.5–130.2	119.8	16.3–30.2	21.6	108.2–129.6	118.9
	9	17.2–29.8	22.3	109.9–130.7	120.3	16.4–30.5	21.8	108.6–130.2	119.4
	10	17.4–30.1	22.5	110.3–131.2	120.8	16.5–30.8	22.0	109.0–130.7	119.9
	11	17.5–30.4	22.7	110.8–131.8	121.3	16.6–31.1	22.2	109.5–131.2	120.3

图书在版编目（CIP）数据

家有超级医爸／黄璁宁著.－太原：山西人民出版社，2013.5
ISBN 978-7-203-08173-9

Ⅰ.①家… Ⅱ.①黄… Ⅲ.①小儿疾病－防治 Ⅳ.R72

中国版本图书馆CIP数据核字(2013)第089358号

版权合同登记号 图字：04－2012－013

家有超级医爸

著 者：黄璁宁
责任编辑：隋兆芸
装帧设计：陆红强
版式设计：帅芸
选题策划：北京汉唐阳光

出 版 者：山西出版传媒集团·山西人民出版社
地 址：太原市建设南路21号
邮 编：030012
发行营销：0351-4922220 4955996 4956039
0351-4922127（传真） 4956038（邮购）
E-mail：sxskcb@163.com 发行部
sxskcb@126.com 总编室
网 址：www.sxskcb.com

经 销 者：山西出版传媒集团·山西人民出版社
承 印 者：北京市易丰印刷有限责任公司

开 本：787mm×1092mm 1/16
印 张：12.5
字 数：215千字
印 数：1-10000册
版 次：2013年6月 第1版
印 次：2013年6月 第1次印刷

书 号：ISBN 978-7-203-08173-9
定 价：32.00元